中国儿童青少年营养与健康指导指南 **2024**

儿童青少年近视
行为和环境风险因素预防

中国学生营养与健康促进会　编著

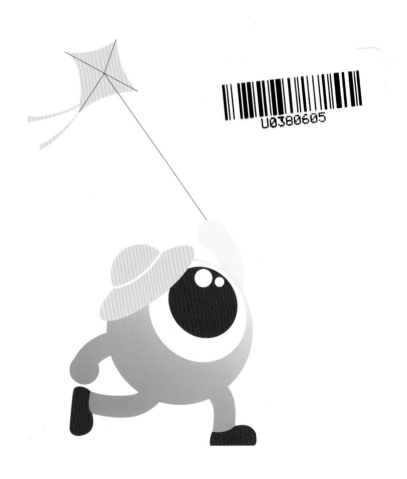

中国农业出版社

北　京

中国学生营养与健康促进会

中国学生营养与健康促进会（以下简称"学促会"），1989 年 1 月 15 日成立于北京中南海怀仁堂，是从事学生营养与健康事业的企事业单位、社会团体和个人自愿结成的全国性、专业性、非营利性的国家一级社团组织。创始人于若木先生同一批营养专家和社会志士仁人，以促进中国学生营养与健康为使命，积极提议和倡导成立全国学生营养促进组织，在卫生部、国家教育委员会的大力支持下，经民政部批准，卫生部以〔88〕卫防字第 59 号文件批准成立了中国学生营养促进会。2003 年 8 月 21 日，经卫生部审核、民政部批准，更名为中国学生营养与健康促进会。学促会接受国家卫生健康委员会、教育部、国家体育总局和社团登记管理单位民政部的业务指导和监督。

学促会成立以来，在政府领导下，在相关部委和地方政府的支持下，在各级学生营养与健康组织和卫生、教育、体育工作者以及社会各界的共同努力下，因地制宜，广泛开展形式多样的宣传教育活动及学术交流活动，积极推动全国学生营养与健康事业的发展，已经形成了三大常规工作：

1. "5·20"中国学生营养日

以"5·20"中国学生营养日为契机和切入点，结合国家领导人对儿童青少年营养与健康工作的系列指示和文件精神，学促会每年统一宣传主题，在全国广泛深入开展宣传教育活动，引导各地方开展主题相同、形式多样的宣教活动，迄今已举办了 30 余次主场活动。

2.《中国儿童青少年营养与健康指导指南》

自 2006 年开始，学促会组织专家对儿童青少年的营养与健康状况进行分析，每年编写一册《中国儿童青少年营养与健康报告》，2020 年更名为《中国儿童青少年营养与健康指导指南》，至今已编著 19 册。

3. "营养与健康学校"建设工作

自 2006 年开始，学促会按照先试点后推广普及的模式，在全国范围内开展了"营养与健康学校"建设工作，2011 年起学促会联合中国关心下一代工作委员会共同主办此项活动。2019 年，受国家卫生健康委员会（以下简称"国家卫健委"）委托，学促会牵头起草《营养与健康学校建设指南》。2021 年 6 月，国家卫健委、教育部、国家市场监督管理总局、国家体育总局联合发布《营养与健康学校建设指南》，学促会在全国开展了营养与健康学校试点及全国推广建设工作。

以上三项工作均已纳入国民营养计划每年的重点工作中。

近年来，在大力开展社会公益宣传活动的同时，学促会还积极与政府部门和企事业单位进行沟通合作，开展学生营养与健康科研项目和相关标准的研制工作，成立了学生营养科研基金，积极推动学生营养健康工作发展，促进学生青少年的健康水平。

目前，学促会有会员 1 000 余名，既有单位会员，也有个人会员，分布在全国的科研、教育、疾控、卫监、体育、医疗等领域。为更好地做好学生营养健康知识的宣传与普及工作，不断扩大社会影响力，学促会于 2007 年开通了官方网站（www.casnhp.org.cn），并于 2017 年开通了微信公众号（中国学生健康）。

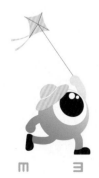

编写委员会

主　编

陶芳标　安徽医科大学公共卫生学院
陈永祥　中国学生营养与健康促进会

副主编

邹海东　上海市眼病防治中心
潘臣炜　苏州大学苏州医学院公共卫生学院
陶舒曼　安徽医科大学第二附属医院

编　委（按姓氏笔画排序）

代　港　中国学生营养与健康促进会
伍晓艳　安徽医科大学公共卫生学院
许韶君　安徽医科大学公共卫生学院
孙　健　深圳市宝安区疾病预防控制中心
李晓恒　深圳市疾病预防控制中心
杨　博　中国学生营养与健康促进会
何鲜桂　上海市眼病防治中心
余丽君　浙江省江山市人民医院

范　奕　江西省疾病预防控制中心
罗春燕　上海市疾病预防控制中心
孟文瑞　中国学生营养与健康促进会
星　一　北京大学儿童青少年卫生研究所
顾　璇　中国学校卫生杂志社
郭　欣　北京市疾病预防控制中心
黄思哲　中山市中小学卫生保健所

参编人员（按姓氏笔画排序）

江唐军　安徽医科大学公共卫生学院
李婷婷　安徽医科大学公共卫生学院
张亚新　安徽医科大学公共卫生学院
张向林　安徽医科大学公共卫生学院

陈玉明　安徽医科大学公共卫生学院
高振珊　安徽医科大学公共卫生学院
曹钰璇　安徽医科大学公共卫生学院
曹彩云　安徽医科大学公共卫生学院

前　言

　　近视是我国儿童青少年发生率较高的重要健康问题。儿童青少年视力健康不仅关乎个人的健康成长与积极发展，也关系到国家和民族发展。2018 年教育部等八部门联合印发《综合防控儿童青少年近视实施方案》标志着近视防控上升为国家战略。儿童青少年近视可防、可控，但难以治愈，近视防控，首在预防。行为和环境因素干预作为预防儿童青少年近视的最根本、最经济、最有效的措施，是儿童青少年近视预防公共卫生干预的基础和核心。

　　针对近视防控，国家近年来先后出台了《儿童青少年近视防控光明行动工作方案（2021—2025 年）》《儿童青少年近视防控适宜技术指南》及其更新版等多项指导性政策，2023 年 8 月国家疾病预防控制局（以下简称"国家疾控局"）综合司印发《儿童青少年近视防控公共卫生综合干预技术指南》，基于三级预防策略提出 8 项近视防控公共卫生综合干预技术。近年来，虽然政府部门、医疗卫生机构、科研院所、幼儿园和学校以及社会组织等多方积极探索，但面对实现我国近视防控既定目标遇到的困难，仍迫切需要系统、科学、全方位地进一步推动近视预防知识传播。为此，学促会组织专家编写了本书，普及近视防控科学知识，传播近视预防科学理念，提出改变行为与环境风险因素预防近视的具体方法和可操作性技术，推动儿童青少年近视一级预防，实现早预防、早预警、早发现、早矫正，全面促进我国儿童青少年视力健康。

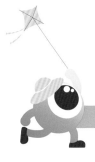

- 2006 年　中国学龄儿童少年营养与健康状况调查报告

- 2007 年　中国不同家庭收入学龄儿童少年营养与健康状况报告

- 2008 年　关注西部地区儿童营养与健康　促进社会和谐发展

- 2009 年　专注儿童肥胖　远离慢性疾病

- 2010 年　适时营养干预　弥合健康差距

- 2011 年　培养健康饮食行为　促进儿童健康成长

- 2012 年　改善农村学生营养　共同托起民族未来

- 2013 年　加强学校食堂建设　打破营养改善瓶颈

- 2014 年　倡导学生食育　圆梦中国少年

- 2015 年　树立健康理念　促进均衡发展

- 2016 年　健康快乐行——健康生活方式之饮食与运动：52110

- 2017 年　关心校园餐　营养助健康

- 2018 年　青少年身体活动与骨骼健康

- 2019 年　新时期学龄前儿童健康需求与发展

- 2020 年　健康生活　科学防病——儿童青少年健康指导手册

- 2021 年　儿童营养　教育先行

- 2022 年　中国儿童青少年膳食营养摄入与超重肥胖状况

- 2023 年　优化学校供餐　呵护儿童成长

- 2024 年 儿童青少年近视行为和环境风险因素预防

目　录 c o n t

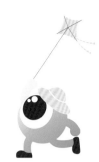

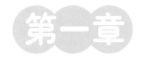

第一章

科学认知，近视可防可控

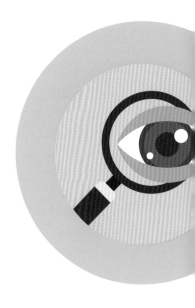

当前我国儿童青少年近视率位居世界前列，并伴有低龄化和重度化的趋势。全社会普遍存在"重治轻防、只治不防、防治脱节"的错误观念，再加上不良机构传播的近视防控伪科学等，无疑增加了近视防控工作的难度。普及近视防控科学知识、深化近视防控科学认知是有效实施近视防控措施的重要环节。

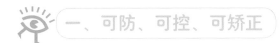

一、可防、可控、可矫正

（一）我国儿童青少年近视流行现状

中国学生体质与健康调研报告结果显示，近三十年来，我国儿童青少年近视率持续上升。1991—2000 年，近视率增长趋势相对平缓，但在随后的十年间，近视率上升显著。近十年来，由于社会对此问题的重视并采取了一定的防控措施，城市学生近视率呈现放缓甚至下降的趋势，但农村学生的近视率仍保持上升态势（见图 1）。根据年龄进行分层，16 岁、18 岁组

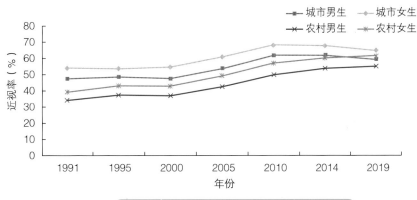

图 1　1991—2019 年城乡学生近视率变化情况

的近视率在 2014 年、2019 年趋于一致，此外，明显可见 10、12、14 岁组的近视率上升态势较为明显，反映出我国儿童青少年近视低龄化趋势（见图 2）。

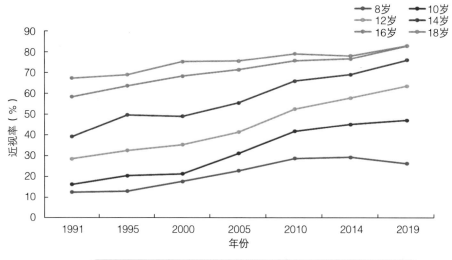

图 2　1991—2019 年不同年龄层中国汉族学生近视率筛查情况

国家疾控局监测数据显示，2022 年我国儿童青少年总体近视率为 51.9%（其中，小学 36.7%，初中 71.4%，高中 81.2%），总体近视率较 2021 年（52.6%）下降 0.7 个百分点，与 2018 年全国近视摸底调查结果（53.6%）相比，下降 1.7 个百分点；在已经近视的学生中，轻、中、高度近视分别占 53.3%、37.0%、9.7%，高度近视比例降低，我国近视防控工作初步取得积极成效。

（二）应纠正"重治（矫正）轻防"观念

当前我国儿童青少年近视防控工作仍然任重道远，防控形势与相关政策文件的设想不太吻合，社会大众普遍存在"重治轻防、只治（矫正）不防、防治脱节"的错误观念。许多人对近视矫正技术寄予厚望，却常常忽视了简便易行的公共卫生预防干预措施，不仅个体无法有效实施简易的干预措施预防近视，同时也增加了医疗资源的消耗。一些以营利为目的的不良机构所传播的伪科学无疑起到了推波助澜的作用。过度宣传技术的重要性，无形之中增加了居民的经济负担。当前矫正技术发展迅速，各式各样的矫正手段不断涌现，但这既无法减少我国儿童青少年的近视发病率，也不能降低近视患病率，属于治标不治本的手段。此外，近视矫正技术有严格的适应症和对年龄（生长发育）的要求，医疗水平参差不齐也为近视矫正带来一定的风险。"重治（矫正）轻防"的错误观念成为实现我国近视防控既定目标的一大障碍。儿童青少年近视可防、可控、可矫正，但不可（难以）治愈，因此，必须通过科学认知引导公众行为，提高社会对公共卫生预防干预措施的认可度和实施度，回归"预防为先，防治结合"的道路。

（三）常见的近视预防及矫正方法

行为与环境干预作为近视防控最经济有效的策略和措施，受到社会各界广泛关注。日间户外活动 2 小时，于校内校外落实，并达到每周户外活动 14 小时，是防控近视发生、发展的有效措施。采用正确的读写姿势、保持合适的阅读距离是预防近视的主要措施之一，阅读距离大于 33 厘米也是近视防控的措施。另外，学校和家庭视觉友好环境建设对近视防控也具有积极意义，如采光照明改善、课（书）桌椅调整至与身高相符等。

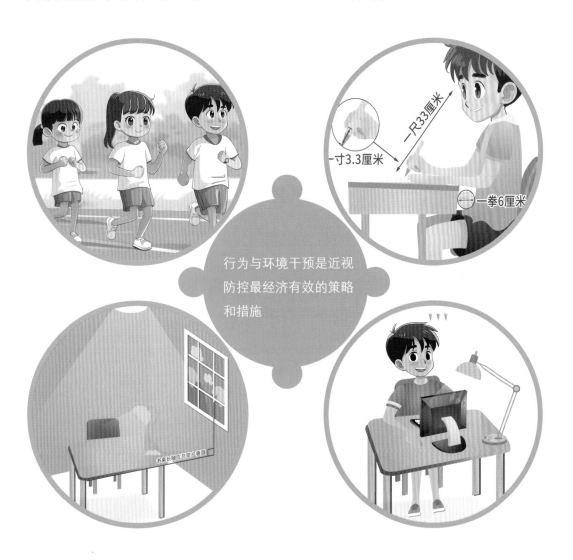

目前常用的近视矫正措施包括光学矫正（如普通单焦框架眼镜、角膜塑形镜、特殊光学设计眼镜/角膜接触镜等）、药物控制（如低浓度阿托品滴眼液）和近视手术矫正等。然而，不同近视矫正方法均有严格的适应症和对生长发育的要求，且需要具备相应资质的医疗卫生机构来操作。

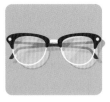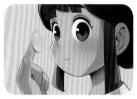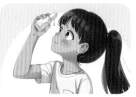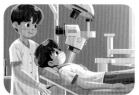

二、近视一旦发生不可治愈

人类的眼球和视力是逐步发育成熟的，新生儿的眼球较小、眼轴较短，此时双眼处于远视状态。随着儿童的生长发育，他们的眼球逐渐长大，眼轴变长，屈光状态将由远视发育成正视，即"正视化过程"（见图3）。

根据屈光特性，可将近视分为轴性近视和屈光性近视，当前大多数近视病例是眼轴伸长导致的轴性近视。当眼轴长超过正常阈值，角膜、晶状体等屈光介质无法与之匹配时，轴性近视便发生了。当角膜或晶状体的曲率过大，屈光力超过正常范围，而眼轴长度正常时，进入眼球的平行光线会聚焦于视网膜前，这便导致了屈光性近视。随着眼睛的发育，晶状体会逐渐变硬，屈光调节能力减弱，从而使得近视发生后无法逆转。由于眼轴、角膜、晶状体等眼部结构改变所导致的近视，目前仍没有一种有效的方式使其结构或功能恢复至正常状态。2019年5月，国家卫健委联合五部委发文，认为在目前的医疗技术条件下，近视无法治愈，因此，从事近视矫正的机构或个人不得在开展宣传中使用"康复""恢复""降低度数""近视治愈"等误导性词语。

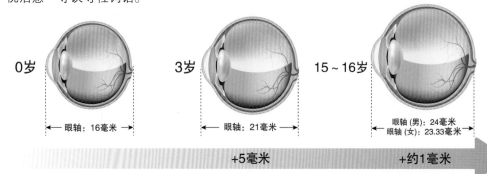

图3　儿童青少年时期眼球发育中眼轴的变化

三、以矫正为目标的近视防控难以实现国家既定目标

2018年8月，教育部等八部门联合印发的《综合防控儿童青少年近视实施方案》中提出了儿童青少年近视防控的具体目标：到2023年，力争实现全国儿童青少年总体近视率在2018年的基础上每年降低0.5个百分点以上，近视高发省份每年降低1个百分点以上；到2030年，实现全国儿童青少年新发近视率明显下降、儿童青少年视力健康整体水平显著提升，6岁儿童近视率控制在3%左右，小学生近视率下降到38%以下，初中生近视率下降到60%以下，高中阶段学生近视率下降到70%以下的目标。近视矫正的重点在于对已经发生近视的人群，延缓其向更高度近视或病理性近视方向发展的速度，而对于大规模降低儿童青少年近视患病率和（新）发病率方面的作用十分有限。

为实现我国儿童青少年近视防控目标，应当贯彻实施有效的预防干预措施。2021年5月，教育部等十五个部门联合制定《儿童青少年近视防控光明行动工作方案（2021—2025年）》，旨在引导学生自觉爱眼护眼、减轻课业负担、强化户外活动和体育锻炼、科学规范使用电子产品，并倡导全社会一起落实视力健康监测、改善视觉环境、提升专业指导和矫正质量、加强视力健康教育，切实提高儿童青少年视力健康水平。2021年中共中央办公厅、国务院办公厅印发《关于进一步减轻义务教育阶段学生作业负担和校外培训负担的意见》，提出对义务教育阶段的学生实施"双减"，全面减轻学生作业时长和总量、减轻校外培训负担，引导全社会树立正确健康观、教育观、成才观，形成有利于儿童青少年视力健康的生活学习方式、教育管理机制和良好社会环境，为切实提高儿童青少年视力健康水平提供了政策保障。2023年8月，《儿童青少年近视防控公共卫生干预技术指南》的印发更是从公共卫生维度提出近视防控三级预防策略和干预技术。

因此，为实现我国近视防控目标，不能仅靠矫正技术的发展，而是要从政府、学校、家庭、学生、社区等层面，树立科学正确的近视防控认知，从纠正错误观念到落实有效措施，坚持预防为主，防治结合，从而实现减缓远视储备量消耗过快、低度近视向高度近视发展过快、防止高度近视病理化等目标。

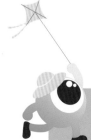

------知识拓展------

远视储备量是什么？

正视化前的远视大多为生理性远视，是一种"远视储备"，可理解为"对抗"发展为近视的"缓冲区"。远视储备量不足指裸眼视力正常，睫状肌麻痹（散瞳）验光后屈光状态虽未达到近视标准但远视度数低于相应年龄段生理值范围。如 4 ~ 5 岁的儿童生理屈光度为 150 ~ 200 度远视，则有 150 ~ 200 度的远视储备量，如果此年龄段儿童的生理屈光度只有 50 度远视，意味着其远视储备量消耗过多，有可能较早出现近视。远视储备量需要通过睫状肌麻痹（散瞳）验光获得。由于儿童的眼睛调节力较强，通过使用睫状肌麻痹剂使瞳孔散大，使睫状肌完全麻痹，从而获得准确的屈光度数，以判断远视储备量状态（见图 4）。

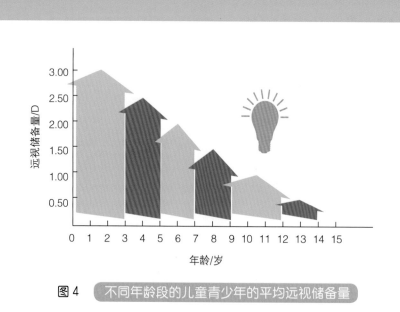

图 4 不同年龄段的儿童青少年的平均远视储备量

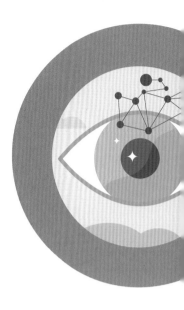

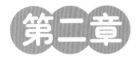

进化适应，近视遗传与功能失匹配

儿童青少年近视病因复杂，遗传因素、环境因素、行为因素及眼睛进化是否适应现代环境变化均可能与近视相关。在原始环境中，人类主要为轻度远视或正视，很少近视，但随着现代文明的到来，近视的发生率逐渐升高。

一、近视遗传归因不宜夸大

尽管父母近视的孩子近视风险更高，且近视存在易感基因，但遗传归因无法解释为何近年来儿童青少年近视率急剧上升。

（一）父母近视与儿童近视相关

流行病学研究表明，父母近视与儿童近视高度相关。父母有一方近视或双方均近视，学龄前儿童近视的风险高出数倍；父母中高度近视也与学龄前儿童远视储备量不足密切相关。父母对子女的近视遗传风险不仅可以直接通过父母等位基因进行传递，还可通过与子女的共享环境影响其表型，即"遗传养育"效应，环境因素可能是遗传因素影响近视的中介因素。

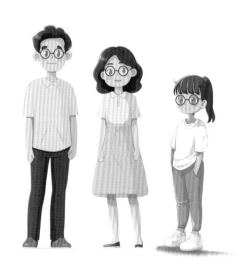

（二）近视存在易感基因，但遗传归因与慢病一致

通过全基因组关联研究（GWAS）和候选基因关联研究，已经发现了大量与近视相关的遗传易感位点和候选区域。然而，近视遗传归因仅仅为 15% ~ 18%。世界卫生组织提出，健康由 60% 生活方式、15% 遗传因素、10% 社会因素、8% 医疗因素和 7% 环境因素决定，即近视的遗传归因与一般慢性疾病相似（见图 5）。

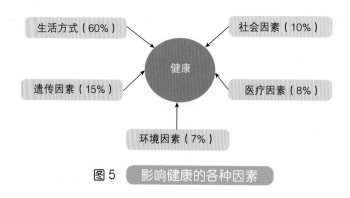

图 5　影响健康的各种因素

（三）近视遗传归因不宜夸大

越来越多的研究证据表明，遗传变异无法解释为何当今社会近视高发，环境因素对儿童青少年近视具有决定性作用。《国际近视研究学会白皮书》指出，教育负担加重导致阅读和近距离用眼过多，再加上户外活动时间较少，这些可能是引发儿童青少年近视重要因素；社会经济地位、吸烟、饮食、城乡差异、污染、住房、睡眠、昼夜节律等因素需要进一步探讨。人工光照大量使用和电子产品普及等环境因素也对近视的发生发展产生影响。现代经济的快速发展、工业化进程加快、生活水平的提高，均会影响儿童青少年近视的发生和发展。因此，近视的遗传归因不宜夸大。

二、进化与近视

在人类历史长河中，眼睛的进化可能经历了几亿年。英国生物学家达尔文认为，眼睛这样复杂的器官需要经历漫长进化才能够形成。眼睛是进化发展的限制和优势选择权衡的结果。当人类所经历的环境与整个进化史中所遇到的环境明显不同时，就会发生进化失配。它通过两种方式产生：第一种是暴露在一个全新的环境中；第二种方式是当个体暴露在一个特定的环境中时，超出了之前在谱系中经历的范围，导致生理和结构上更细微的改变。一种新的观点认为，人类的眼睛并未进化到适合现代生产生活方式的程度。眼科疾病，如近视、

视网膜脱离、白内障、青光眼等是由在系统发育过程中进化的眼睛功能与现代环境之间的不匹配引起的，即"进化失匹配论"。

随着社会的发展和环境的改变，个人适应环境的程度也会随之改变，从而导致健康状况的改变。眼进化与功能失匹配主要体现在两个方面：一种是迁徙导致的失匹配。20世纪60年代，研究者就注意到生活在北美地区的因纽特人迁移到新定居点后，近视患病率出现快速增长。另一种可能是现代文明演进改变生活方式导致的失匹配。人类从原始社会进入农业社会，之后进入工业社会，到现在的信息社会，为了适应技术变革和经济变革带来的新环境变化，生活方式发生巨变。户外活动减少、近距离用眼行为增加、生物节律紊乱等均可能成为近视的主要病因。

失配性疾病的本质，就在于对新环境的适应不良。近视也是进化与功能失匹配的"产物"。人眼的主要功能由看远和危险预警转为看近，以此来适应现代社会近距离工作、电子产品的使用等环境变化。以前，人类遵循"日出而作，日落而息"的生活方式，眼睛通过感知光线从而调节昼夜节律；现今，人工照明的广泛使用、光污染越来越普遍、昼夜节律被扰乱，这些可能与近视存在关联。

三、环境的适应性

适应是自然界生命过程的一部分，一切生物体都置身于特定的自然环境中，当环境条件发生变化，生物体需要在生理和行为上进行不断调整，以取得与环境的重新适应。一般而言，适应是指个体或者系统通过改善遗传或者行为特征从而更好地适应环境变化，并通过遗传保留下相应的适应性特征。纵观世界文明史，人类先后经历了农业革命、工业革命、信息革命。人类身体适应的是旧石器时代的环境，每一次产业技术革命，都给人类生产生活带来巨大而深刻的影响，身体对新环境不能很好地适应，导致疾病的发生。

清晰的远距离视力是人类祖先生存所必需的，这可以用来定位食物、识别其他物种和预警环境危险。当我们从进化的角度来审视人类的视觉发育时发现，生活在人类遗传上适应的原始环境（狩猎采集生活方式）时，人类要么是轻度远视，要么是正视，很少发展为近视。早在20世纪60年代，有研究发现，因纽特人的后代近视率增加了50%，由于他们接受了美式教育，过度近距离用眼进入传统的以狩猎和打渔为主的社会，导致了近视患病率增加。近二十年的研究表明，户外活动不足、近距离用眼、人工照明、昼夜节律紊乱等是近视发生、发展的行为与环境因素，这些因素逐本溯源是来自人类对环境的适应性导致的行为改变。近距离用眼距离小于30厘米、持续近距离用眼超过30分钟和课间更少进行户外活动可能与儿童近视发生、发展风险更高有关。长时间暴露于人工照明可能会扰乱视网膜昼夜节律（而视网膜昼夜节律是调节屈光发育的关键），从而诱发近视。

因此，预防近视这种"失配性疾病"，必须回归自然。做到多接触阳光，感受自然光照刺激；多到户外活动，接受高频视觉信息；减少近距离用眼，增加活动性休息；减少人工照明和"社会时差"，保障充足睡眠。

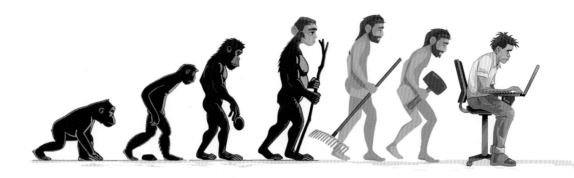

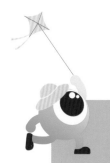

------ 知识拓展 ------

遗传养育效应

子女的成长和发展不仅受到先天遗传因素的影响，即子女从父母那里继承的基因，还受到后天环境因素的影响，如家庭背景、教育环境、生活方式等。遗传养育效应是指基因和环境之间的交互作用，特指父母基因对子女的间接影响。

以近视为例，子女的近视不但取决于先天遗传因素，即子女对于父母近视相关基因的直接继承，这也是遗传基因的直接效应，还受到后天环境因素的影响，如家庭和学校环境、户外活动、用眼行为等的影响。即使父母未遗传给子女近视的相关基因，其子女仍会通过环境因素的中介作用间接导致近视的发生。

需要注意的是，遗传养育效应并不意味着基因和环境的作用是等同的或相互独立的，基因和环境之间的交互作用可能非常复杂，涉及多种机制和因素。

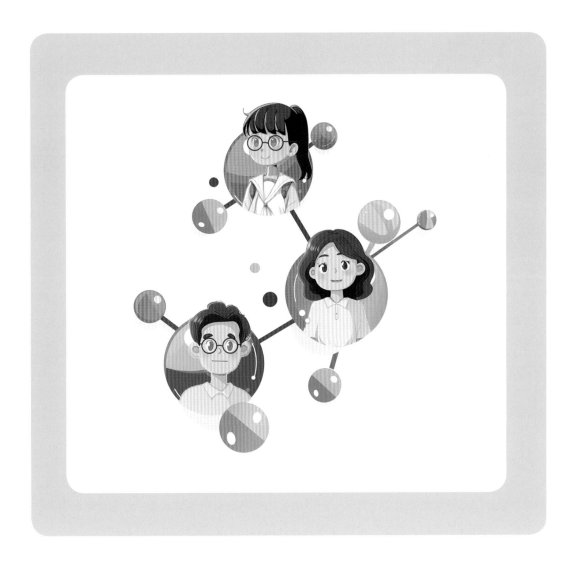

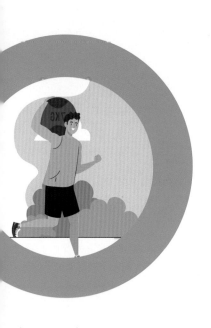

第三章

户外活动，近视防控的一剂良药

2021 年《国际近视研究学会白皮书》从环境、个体、遗传等多个维度全面深入总结了近视相关的多种风险因素，户外活动不足是近视的主要因素，其他因素受混杂因素影响尚不明确。户外活动预防控制儿童青少年近视作为重要的公共卫生策略已经成为专家共识，这也是近视防控干预的普遍"处方"。

一、户外活动不足与近视关联的研究进展

户外活动不足可能会造成视网膜多巴胺合成和分泌不足，影响眼球的正常屈光发育，从而导致眼轴加速增长。近二十年来，一系列流行病学研究结果均显示户外活动对儿童青少年的视力具有保护作用，增加户外活动时间可预防近视发生和控制近视进展。

（一）流行病学研究

早在 1883 年，研究者们就已经关注到用眼卫生、读写姿势不良与近视的关联，而户外活动不足与近视的关联于 1915 年被发现。随后，大量横截面调查报告了户外活动与近视的关联。国内外研究均发现，经常进行户外运动和户外活动的时间越长，儿童青少年近视的患病率越低。每天在户外的时间超过 2 小时、每周在户外的时间超过 14 小时对儿童青少年视力具有保护作用。

1989 年一项为期 3 年的随访研究首次报道了儿童每天户外活动时间和近视的关联，随后队列研究开始关注户外活动与儿童青少年近视的纵向关联。多项队列研究均表明，户外活动时间是避免眼轴非正常伸长的保护因素。我国一项针对全国 9 省小学生的队列研究发现，1～2 年级小学生平均每天户外活动 1 小时可以降低近视发生率，3～5 年级户外活动时间

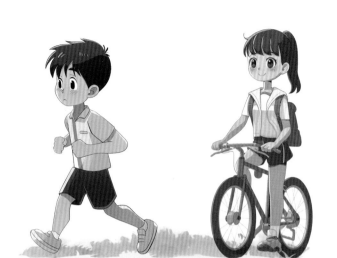
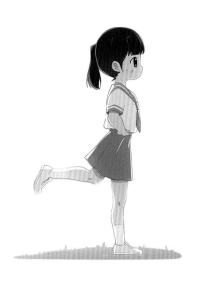
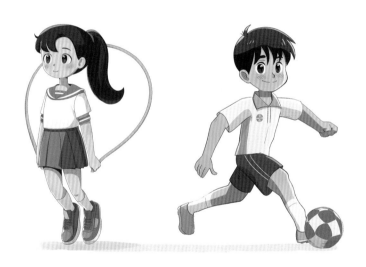
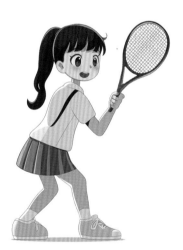

需要达到 3 小时以上才能有效降低近视发生率。户外活动时间和活动频率增加均能降低近视风险。

综上，户外活动是经济有效的近视防控措施，应保障儿童青少年每天户外活动时间平均达到 2 小时，其中，提倡幼儿园儿童日间户外活动每日 3 小时，把更多的保育内容放在户外。强调户外活动，不拘泥于活动形式和内容。大课间活动、课间 10 分钟走出教室、户外体育课、户外体育兴趣小组、全程或阶段性走路上学等均可作为有效的户外活动。户外活动防控儿童青少年近视推荐内容等级与说明见表 1。

表1 户外活动防控儿童青少年近视推荐内容等级与说明

推荐内容	推荐等级	说明
校内		
大课间活动 （上学日上午1次，每次30分钟）	特别推荐	强调户外活动， 不拘泥于户外活动形式
课间10分钟走出教室	推荐	
将部分室内课程放至户外开展（户外体育课）	一般推荐	如班会课
户外体育兴趣小组	特别推荐	
校外		
走路上学	推荐	低年级学生家长陪同上学
结伴同行上学	一般推荐	学校—家长—学生配合
低年龄儿童家长陪护下户外活动	特别推荐	
完成学校布置的户外活动家庭作业	特别推荐	
家长为儿童选择户外环境下的兴趣班	一般推荐	
总体		
每周至少14小时户外活动	特别推荐	各种户外活动之和， 不足部分周末补充

（二）政府推出系列指导性和规范性政策助推近视防控

我国在近视防控方面采取了一系列有力的措施，从制定方案，印发指南，再到落地实施，助推近视防控工作，努力提高儿童青少年眼健康水平。

2018年，教育部联合国家卫健委等八部门联合印发《综合防控儿童青少年近视实施方案》，将儿童青少年近视防控工作、总体近视率和体质健康状况纳入政府绩效考核指标，建立全国儿童青少年近视防控工作评议考核制度。这一方案标志着近视防控已经上升为国家战略。

为了进一步推动《综合防控儿童青少年近视实施方案》落实，指导各地科学开展儿童青少年近视防控工作，国家卫健委于2019年制定印发《儿童青少年近视防控适宜技术指南》，推出筛查视力不良与近视、建立视力健康档案、培养健康用眼行为、建设视觉友好环境、增加日间户外活动、规范视力健康监测与评估、科学诊疗与矫治等7项适宜技术。之后，国家卫健委还陆续出台了一系列的政策文件，2020 年发布的《儿童青少年近视防控适宜技术试点工作方案》，2021 年印发的《儿童青少年近视防控适宜技术试点工作方案》（第二批）和《儿童青少年近视防控适宜技术指南》（更新版），以及 2022 年印发的《"十四五"全国眼健康规划（2021—2025 年）》，以加强儿童青少年的近视防控工作。此外，教育部等十五部门印发了《儿童青少年近视防控光明行动工作方案（2021—2025 年）》，提出要加强近视源头防控、完善近视检测与评估体系、落实近视防控常态措施和健全完善视觉健康保障体系。同时，教育部于 2022 年和 2023 年相继印发了《2022 年全国综合防控儿童青少年近视重点工作计划》和《2023 年全国综合防控儿童青少年近视重点工作计划》，强调政府、教育部门、学校和家庭等多方面的协作，形成合力，共同推进近视防控工作的开展。2023 年 8 月 30 日，国家疾控局在全面总结评价《综合防控儿童青少年近视实施方案》5 年来的实践经验和近视防控最新科研成果的基础上，组织制定了《儿童青少年近视防控公共卫生综合干预技术指南》，从公共卫生维度科学推进儿童青少年近视防控适宜技术和综合干预措施，提出"落实校内 1 小时日间户外活动""紧抓校外 1 小时日间户外活动"等指导性措施，引发业界共鸣，进一步提高儿童青少年近视防控工作水平（见图 6）。

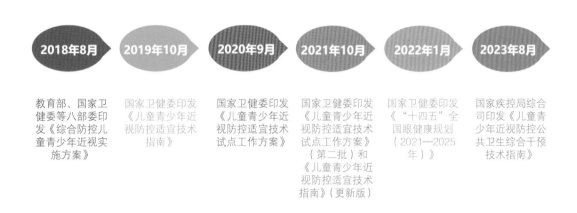

图 6 国家近年来采取的一系列针对儿童青少年近视防控的措施

二、干预证据不断积累

近年来，户外活动干预对儿童青少年近视的防控效果研究不断深入。东亚地区尤其是我国多项随机对照研究较好地证实了户外活动可减缓近视的发生及进展速度。

来自广州市的一项研究对 6 所中小学校 952 名学生进行了为期 3 年的随机对照研究：

干预组学生每个学习日课程结束后额外增加 40 分钟的户外活动，并鼓励父母在校外时间尤其是周末及节假日督促子女参加户外活动；对照组学生及其家长则维持日常活动模式。结果显示干预组和对照组近视累积发病率分别为 30.4% 和 39.5%。

在沈阳市苏家屯区开展的一项随机对照研究，选取 3 051 名小学和初中学生随机分为干预组和对照组：干预组学生在每天上下午各增加 1 次 20 分钟的大课间户外活动，安排在上午第二节课后和下午第一节课后，并提供体育活动条件和设备，体育教师参与制定活动计划，鼓励儿童课外户外活动，监测屈光不正的发展；对照组学生则保持正常学校活动。结果显示干预 1 年后，干预组新发近视率下降 4.8%。

我国台湾地区一项研究实行方案如下：招募相邻 2 所郊区小学，将 1 所学校设为干预组，另 1 所设为对照组，干预组通过教育政策介入的方法，在上下午课间休息时关闭教室灯光、清空教室，使所有学生到户外活动，户外时间为上午、下午课间各 40 分钟，共 80 分钟；对照组在课间休息时未采取任何项目干预。两组在基线时的近视率差异无统计学意义，经过为期 1 年干预后，干预组近视新发病率（8.4%）显著低于对照组（17.7%）。我国台湾地区另一项研究在 16 所学校 693 名一年级学生中进行，开展整群随机干预对照试验。干预组实施以学校为基础的课外户外活动，鼓励学龄儿童每周参加户外活动时间长达 11 小时。结果显示，干预组近视漂移和眼轴伸长小于对照组，且快速近视进展的风险降低 54%，户外活动对非近视和近视儿童的近视保护作用均存在显著效应。

来自上海的一项户外活动干预研究选取 24 所小学 6 295 名儿童，干预组每天分别增加 40 分钟和 80 分钟的户外活动时间。结果进一步证实，户外活动防控近视的效果与户外时间和光照强度相关，两者间存在明显的累积效应，如在 5 000 勒克斯光照强度的条件下，每日户外时间为 170 分钟或累积光照强度达每日 850 000 勒克斯，近视发生率可相对降低 30%，提示不仅要关注户外活动时长，还应考虑达到一定光照强度。

------知识拓展------

光照／紫外线—视网膜多巴胺分泌 —减缓眼轴伸长

流行病研究和人群干预研究结果均显示，以学校为基础的户外活动可有效减少近视的发生或延缓其进展。当前"光照／紫外线—视网膜多巴胺分泌—减缓眼轴伸长"是户外活动预防近视的主流假说，该假说认为光照刺激了视网膜释放多巴胺，这种神经递质可减缓眼轴伸长，从而预防近视（见图7）。

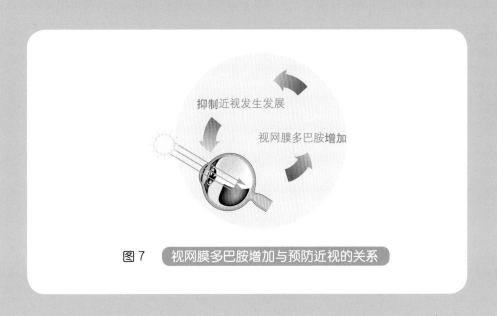

抑制近视发生发展

视网膜多巴胺增加

图7　视网膜多巴胺增加与预防近视的关系

三、真实世界应用的证据

自2018年教育部、国家卫健委等八部委联合印发《综合防控儿童青少年近视实施方案》以来，儿童青少年近视防控已成为国家战略。然而，如何在真实的实践环境中实现循证公共卫生决策的有效传播和实施，是当前儿童青少年近视防控面临的一个重要议题。

真实世界中，户外活动近视防控效果受到多种因素的影响。2020年新冠疫情防控期间，对全国9省份14 532名中小学生调查显示，由于受在线教学时长加长、网游或其他与学习无关时长加长、户外体育锻炼时间少、书桌高度及照明条件不良等因素的影响，中小学生近视率半年增加了11.7%。国家卫健委监测显示，近67%的学生每天户外活动时间不足2小时。在学校层面，障碍因素包括学校学业负担重、家庭作业量大、课间走不出教室、体育课被挤占等，深层原因可能在于学校对升学率和学生安全问题的焦虑和担忧；在家庭层面，儿童青少年在校外（周末和寒暑假期）的户外活动时间明显低于校内，原因可能在于无人看护，安全是家长首要关心的问题，在工作日家长难以抽出时间，周末时家长走到户外的主动性不足，而祖（外祖）父母常难以代而为之。

《户外活动防控儿童青少年近视专家推荐》（2019）从校内和校外对落实户外活动以及户外活动量要求给予了具体剖析和指导，对促进户外活动推行具有重要参考价值。然而，如何通过制定强制性考核指标和政策，建设有利于学生户外活动的支持环境，体育活动/户外活动与学生学习成绩正向关联的证据是否能改变学校和家长的行为，何种增加户外活动的方式方法更具有可行性和成本效益，增加户外活动防控近视的真实效果到底如何等诸多方面仍有待获得高质量的研究证据。

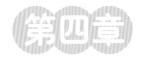

第四章

体育锻炼，多病可以同防

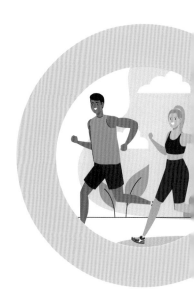

随着生活方式的改变，儿童青少年的日常体力消耗越来越少，这带来了一系列公共卫生问题，如超重肥胖、近视、心肺耐力低下、脊柱弯曲异常和心理健康等，这些可能会导致其成年后疾病负担加重和与之相关的健康及寿命损失。体育锻炼不仅仅对儿童青少年视力健康具有保护作用，同时对儿童青少年体质健康和心理健康均具有较好的促进作用。

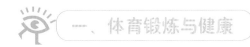

一、体育锻炼与健康

（一）儿童青少年体育锻炼现状

全球范围内，超过 80% 的 11 ～ 17 岁在校青少年没有达到世界卫生组织（WHO）推荐的每天 60 分钟的身体活动量，且自 2012 年以来这个现状没有多大改变。另外，40% 的青少年从不步行上学，25% 的青少年除了坐着上课和做作业，每天坐着的时间还要多出 3 小时以上。《中国儿童青少年体力活动与健康：专家共识声明》显示，中国只有不到四分之一（22%）的在校学生每天都会进行持续时间为 60 分钟或以上的体力活动，并且这一数值存在普遍下降的趋势；85.8% 的学生每天久坐的时间超过 2 小时，导致体质水平的下降，每 10 个学生中只有 3 个学生在国家体质健康标准中达到"优秀"或"良好"；只有 15% ～ 34% 的学生达到体力活动指南提出的建议活动量。我国国民体质监测中心发布的《2020 年全民健身活动状况调查公报》显示，儿童青少年不经常参加体育锻炼人数比例为 44.1%。

（二）体育锻炼与儿童青少年常见病

体育锻炼缺乏与儿童青少年超重肥胖、近视、心肺耐力低下、脊柱弯曲异常、代谢异常等密切相关。积极进行体育锻炼能预防慢性疾病、改善身体机能、提高身体素质、缓解心理健康问题。

1. 超重肥胖

儿童青少年的超重肥胖率居高不下，已成为 21 世纪严重的公共卫生问题。《柳叶刀》发表最新分析文章表明，全球肥胖儿童青少年和成人总数已超 10 亿；2022 年，全球儿童青少年的肥胖率约为 1990 年的 4 倍；截至 2022 年，全球共有 1.59 亿儿童青少年和 8.79 亿成人罹患肥胖。此外，肥胖儿童青少年常伴有糖脂代谢紊乱，如胰岛素抵抗和血脂异常，这可能会增加其成年后患上慢性疾病的风险。体育锻炼缺乏与儿童青少年超重肥胖风险增加相关，肥胖的严重程度与久坐时间成正比。由于缺乏体育锻炼，进食摄入能量超过体育锻炼消耗能量，多余的能量就会以脂肪的形式储藏在身体组织中，容易导致超重或肥胖。即使身体质量指数 BMI 还在正常范围，但大多数缺乏体育锻炼的儿童青少年肌肉含量较低，体脂百分比较高。

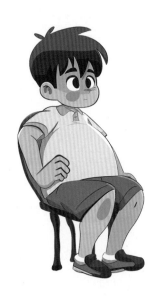

2. 近视

户外活动对近视的防控效果已得到证实。相对于室内体育锻炼，户外体育锻炼与儿童青少年近视的关联更为紧密。户外体育锻炼可抑制眼轴伸长，促进眼部血液循环，增强睫状肌的调节能力，缓解眼部疲劳等，是保护学生视力的重要措施，而缺乏体育锻炼会增加儿童青少年患近视的风险。

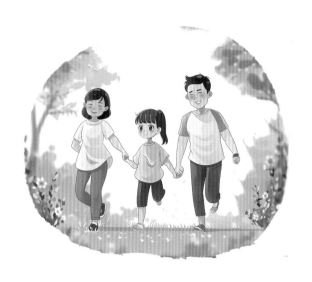
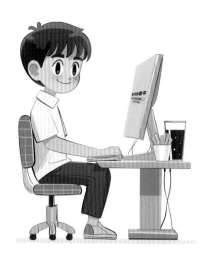

3. 心肺耐力低下

心肺耐力综合反映人体摄取、转运和利用氧的能力，牵涉心脏泵血功能、肺部摄氧及交换气体能力、血液循环系统携带氧气至全身各部位的效率以及肌肉等组织利用氧气的功能，是体质健康各组成部分的核心要素。2014 年中国学生体质与健康调研结果显示，我国儿童青少年心肺耐力水平虽呈现稳中向好的趋势，但仍然处于较低水平。近十年全球儿童青少年的心肺耐力平均下降了 0.41 个百分点，最主要的原因在于儿童青少年进行高强度体力活动的下降趋势明显。增加适当强度、频率和持续时间的体育锻炼，尤其是耐力训练，可以提高儿童青少年的最大摄氧量，提高心肺耐力。锻炼心肺功能推荐适量进行有氧运动，如打

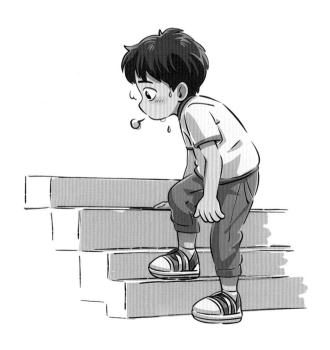

篮球、踢足球、跑步、游泳等。对于运动兴趣不高的孩子，可在周末和节假日带他们去户外爬山、骑自行车、露营等。

4. 脊柱弯曲异常

脊柱弯曲异常多发于 5 ~ 18 岁儿童青少年。最新数据显示，我国 5 ~ 17 岁儿童青少年脊柱弯曲异常初筛率高达 2% ~ 5%，据估计人数已高达 500 万，并且以每年数以万计的速度递增，新增的超过半数为青少年，这给家庭、社会造成巨大的经济负担，需要引起家庭、学校、社会、医疗卫生机构、政府相关部门的高度重视。参与强度较大的体力活动的青少年被诊断为特发性脊柱侧弯的可能性较小，与非特发性脊柱侧弯患者相比（见图 8），患有特发性脊柱侧弯的青少年可能较少进行剧烈的体育活动。每天中等到大强度活动时间少于 60 分钟，青少年发生特发性脊柱侧弯的风险增加。运动干预对青少年特发性脊柱侧弯治疗效果显著，运动干预减少 Cobb 角（侧弯曲角度）比常规治疗更有效。

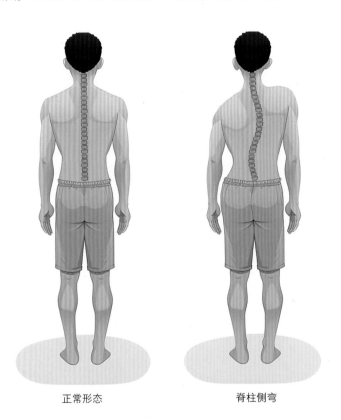

正常形态　　　　　　　　　　脊柱侧弯

图 8　正常脊柱形态与脊柱侧弯

5. 体育锻炼与心理健康

定期体育锻炼已被证实是改善患有抑郁症的儿童青少年临床症状的有效措施。有研究显示，每天 1 英里（约等于 1 609 米）可能改善小学生的心理健康状况以及提高自尊和自我感知能力，尤其是那些心理健康状况不佳的学生。体育锻炼可以促进其心理健康，改善其情绪，从而间接减少与焦虑和抑郁相关的症状。

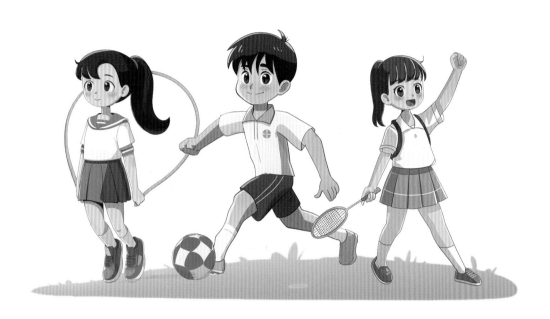

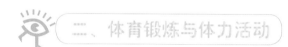

二、体育锻炼与体力活动

体力活动是指任何由骨骼肌收缩引起的导致能量消耗的身体运动，一般包括工作相关的身体活动，以及交通出行、休闲活动（包括锻炼）、家务劳动和静态活动5个方面。工作相关的身体活动包含家里以外支薪的、农场的、志愿参加的、课程的及任何其他在家以外非支薪的工作，不包括在家里非支薪的工作，如家事、园艺工作、一般维修的工作及家庭照护等。交通出行是指运用交通工具从某地移动到另一地，包含移动至工作场地、商店、电影院等场所。休闲活动（包括锻炼）是指仅仅在从事游憩、运动、健身及休闲的所有身体活动。家务劳动是指在家周围所从事的一些身体活动，如家事、园艺、庭院工作、一般维修工作及家庭的照护（见表2）。我国最新颁布的《7岁~18岁儿童青少年体力活动水平评价》（WS/T 10008—2023）将体力活动定义为任何由骨骼肌收缩引起的导致能量消耗，且强度大于1.5METs（代谢当量）的身体运动。世界卫生组织（WHO）的体力活动指南建议：5~17岁的儿童和青少年每天至少需要60分钟的中高强度的体力活动，主要是有氧运动，每周至少进行3天增强肌肉和骨骼的高强度有氧运动，然而超过80%的青少年没有达到WHO的推荐量（见图9）。

表2　体力活动分类及说明

体力活动类型	体力活动强度	说明
与工作相关的身体活动	大强度	提重物、做苦工、繁重的建筑工作或是在工作中爬阶梯等
	中等强度	提轻的物品等
	步行活动	每次至少步行10分钟，不包括至工作场所属于交通性质的步行
交通出行		搭乘机动车，如火车、公交车、汽车或电车
		从某地到另一地，每次至少骑行10分钟
		从某地到另一地，每次至少步行10分钟
休闲活动（包括锻炼）	大强度	有氧运动、跑步、快骑单车或快速游泳等
	中等强度	一般的速度骑单车、一般的速度游泳及网球双打等活动
	步行活动	每次至少步行10分钟
家务劳动	大强度	提重物、砍树、铲雪或在庭院、花园挖土等
	中等强度	提轻物、打扫、洗窗或在花园及庭院耙草等
静态活动	无身体活动状态	静态卧位坐位活动，如看电视、玩手机等

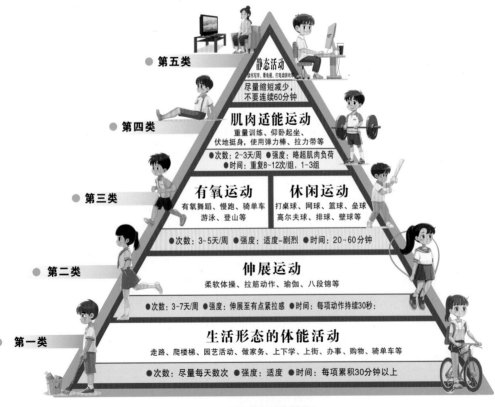

图9　运动金字塔

体育锻炼是体力活动的形式之一（见图10），是指有计划、结构化、重复性和有目的性的体力活动，目的是改善或维持身体健康。体育运动是锻炼的一个子集，可以个人或是团队的方式进行。参与者依照一些常见的或已存在和已定义的规则，把它作为休闲娱乐或比赛活动的一部分而进行的一类活动。

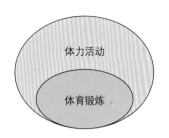

图 10　体力活动与体育锻炼的关系

 三、户外体育锻炼，强身与近视防控两相宜

体育锻炼不仅能促进身体健康，包括改善身体成分、提高心肺耐力、促进心血管健康和代谢健康，改善骨骼、肌肉和关节的健康等，在保护儿童青少年视力方面同样具有重要作用。每天参加60分钟以上的中等强度的体育锻炼可显著降低学生患近视的风险。相对于室内体育锻炼，户外进行体育锻炼可以更有效降低近视发生率。

从近视防控的要求看，儿童青少年每天应进行日间户外活动2小时，但从身心健康促进的要求看，儿童青少年应平均每天至少进行60分钟的中等到高强度的身体活动，以有氧运动为主，每周至少应有3天进行高强度有氧运动以及增强肌肉和骨骼的运动。学校以体育课为抓手，应指导学生开展体育锻炼，并将日间户外体育锻炼时间纳入每天日间户外活动2小时的范围。

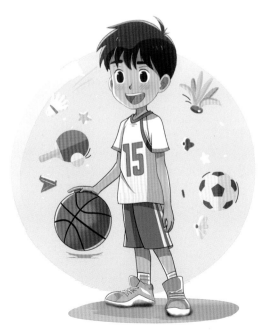

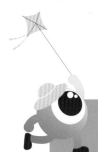

————知识拓展————
儿童青少年身体活动推荐标准

1. 世界卫生组织 5～17 岁儿童青少年体力活动推荐标准

①一周中每天应当至少进行 60 分钟中等强度到高强度的身体活动，主要是有氧的身体活动；每周至少 3 天应当进行高强度的有氧运动，以及加强肌肉和骨骼的活动。应限制久坐不动的时长，尤其是观看屏幕的娱乐时长，每天看屏幕的时间不超过 2 小时。

2. 我国 7~18 岁儿童青少年体力活动水平评价

①平均每天累计中高强度体力活动时间不宜少于 70 分钟，其中每天至少进行 1 次持续 10 分钟或以上的中高强度体力活动；②儿童青少年日常体力活动以有氧运动为基础，同时每周宜进行不少于 3 次的增强肌肉力量和促进骨骼健康的抗阻运动；③除教育部门安排的线下课堂教学和线上视频教学时间外，儿童青少年平均每天用于其他用途的时间不宜超过 2 小时。

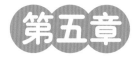

动静结合，避免长时间近距离用眼

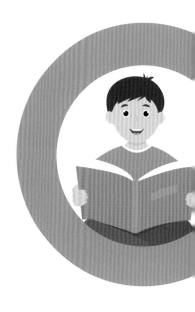

近距离用眼是指在较短工作距离内进行的活动，如阅读写字和玩电子产品等。长时间近距离用眼会使睫状肌痉挛，引起眼部调节力下降，改变调节参数，导致调节滞后，这可能是近视发生的重要原因。

 一、视屏使用的 20—10 原则

视屏使用应遵循 20—10 原则，即连续视屏时间超过 20 分钟，至少活动性休息 10 分钟。制定这个原则的主要目的是减轻长时间近距离用眼对眼睛产生的压力和疲劳，从而预防和控制近视的发生和发展。让儿童在近距离用眼 20 分钟后，休息 20 秒并向远处眺望，这样可以有效地缓解眼部调节作用，降低眼内压，改善视觉舒适度。近视儿童在近距离用眼 30 分钟后，休息 10 分钟并向远处眺望，可以显著地减缓近视的进展速度。线上学习期间，增加活动性休息时间不仅可以放松睫状肌、减缓眼疲劳，还可以减缓大脑的疲劳、提高学习效率、缓解紧张情绪。

视屏 20—10 原则的提出基于以下 2 个科学理论：一方面，通过定期休息和远眺，可以放松眼部睫状肌，减少周边远视性离焦，从而抑制近视的形成和发展；另一方面，通过接触自然光线，可以促进眼内多巴胺等活性物质的释放，促进眼球正常发育并抑制眼轴变长。

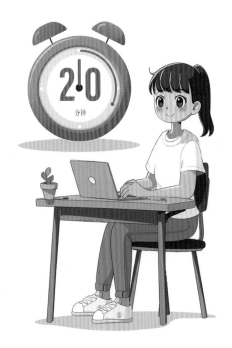

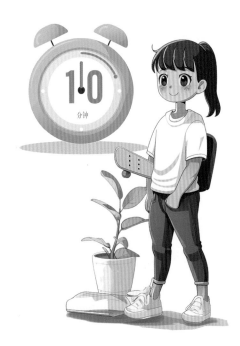

二、一般近距离读写的 40—10 原则

40—10 原则是指近距离持续用眼 30 ~ 40 分钟之后，应休息 10 分钟，以放松眼部肌肉，缓解眼疲劳，抑制眼轴变长。

已有多项研究表明，持续长时间近距离读写与近视发生及发展密切相关。与每日读写时间大于 13 小时的儿童相比，每日读写时间小于 8 小时的儿童的患近视风险要低 13%。随着教育水平和学习强度的提高，儿童青少年的近距离用眼时间显著增加，近视率迅速上升。40—10 原则是根据近视发生的机制和眼部调节特点提出的，具有科学性和可操作性，是防控近视行为干预的有效方法之一。

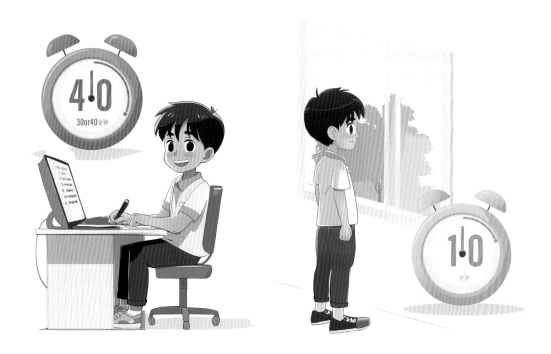

三、课间走出教室

课间走出教室是指在课间休息时间，引导学生走出教室，进行适度的户外活动或远眺，增加日间户外活动时间和活动性休息。课间活动，尤其是大课间活动，是学生的一种作息制度，已被专家学者作为近视防控主要措施提出，且被国家教育和卫生行政部门采纳。课间走出教室不仅可以让学生缓解紧张的学习氛围，减少长时间近距离用眼，还可以对儿童青少年的身心健康起到促进作用。

鼓励学生课间走出教室，接触阳光，这样能增加视网膜多巴胺等活性物质释放，抑制眼轴变长，是防控近视有效、经济的方法。根据《儿童青少年近视防控适宜技术指南》（更新版），应保证每天日间户外活动至少 2 小时，并保证 1 小时以上的体育锻炼时间。学校应当鼓励孩子在课间时间走出教室，在户外进行运动，这样不仅可以放松眼睛，同时也有利于学生的身心健康和全面发展。

课间户外活动降低近视的提出主要基于 3 种理论假说：一是多巴胺假说。户外活动可促进视网膜多巴胺释放，而多巴胺作为视网膜中重要的神经活性物质，可以使眼球壁的巩膜

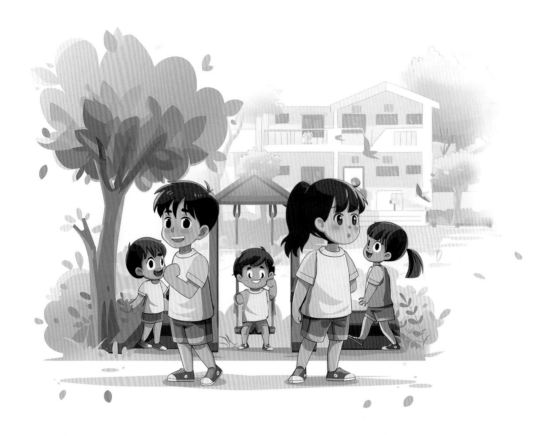

纤维硬度变强，抑制眼轴伸长，从而有效抑制近视发生。二是维生素 D 学说。暴露于阳光下会引起外周循环中的维生素 D 水平升高，而维生素 D 对巩膜重塑具有抗增殖的作用，进而抑制了眼轴过度伸长。三是周边远视性离焦理论。长时间近距离用眼，调节越滞后，越容易造成周边远视性离焦，而儿童青少年通过课间户外活动后，可使眼睛得到放松，减少周边远视性离焦，进而抑制近视发生发展。

动静结合，避免长时间近距离用眼是防控儿童青少年近视的重要措施，也是家庭、学校和社会共同责任的体现。家长要引导孩子树立近视预防意识，给孩子创造一个健康的视觉环境，并引导孩子养成良好的用眼习惯。学校应当合理规划学生的作息时间，保障学生课间活动时间，鼓励学生走出教室，参与户外活动。社会要营造爱眼护眼的视觉友好环境，合力共筑近视"防护墙"，共同呵护儿童青少年视力健康。

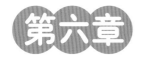

第六章

正确坐姿，课（书）桌椅与身高适配

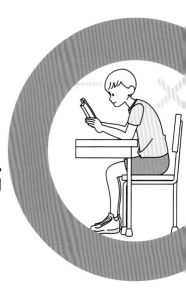

教室和家庭是儿童青少年学习的重要场所，符合要求的学习环境是学生身心健康、生长发育及全面发展的重要条件。不良坐姿、课（书）桌椅高度与身高不匹配均可能与近视的发生存在关联。保持正确读写坐姿、选择适配身高的课（书）桌椅对维护儿童青少年视力健康具有积极意义。

 一、保持正确读写姿势

不正确的书写和阅读姿势容易造成用眼距离不当，长此以往，视力会迅速下降导致近视。趴着读书写字等不正确的读写姿势与近视患病呈正相关，其可能原因是当读写距离过近时，增加用眼疲劳，导致睫状肌痉挛，久而久之，晶状体变凸，屈光力增加，眼轴变长，最终发展成近视。近视的学生在观看电子产品和阅读写字时距离较近，且阅读时角度越朝下近视进展越快。阅读和写作姿势不仅会影响阅读和写作的愉悦性和有效性，还会影响阅读和写作过程中双眼的舒适度。

养成正确的读写姿势，对保护视力起着重要的作用。保持良好的阅读和写作姿势有助于降低近视风险和控制屈光参差。保持良好的读写姿势，使眼睛与书本保持一尺[①]以上的距离，胸离桌子超过一拳，手离笔尖不小于一寸[②]，有利于预防近视的发生。在日常教学和生活中，教师和家长要时刻监督儿童的读写姿态，如发生其姿态不对，要及时纠正。保持正确坐姿，要遵守"三个一"原则，即"胸与桌子约一拳，眼离书本约一尺，手离笔尖约一寸"（见图11）。

---

① 尺为非法定计量单位。1 尺 ≈ 0.33 米 ——编者注。

② 寸为非法定计量单位。1 寸 ≈ 3.33 厘米 ——编者注。

正确读写姿势图解

正确的看书写字姿势

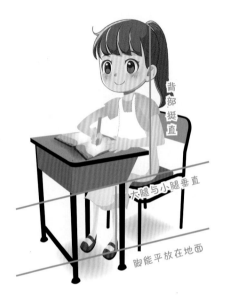

背部挺直

大腿与小腿垂直

脚能平放在地面

执笔和坐姿要领

头正 头部端正，自然前倾，眼睛距离桌面大于30厘米。

臂开 双臂自然下垂，左右撑开，保持一定的距离。左手按纸，右手握笔。

身直 身体坐稳，双肩放平，上身保持正直，略微向前倾，胸离桌子一拳头，全身要放松、自然。

脚平 两脚放平，左右分开，自然踏稳。

正确的握笔姿势

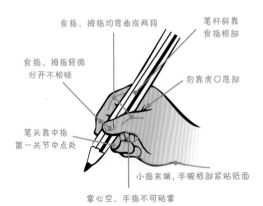

食指、拇指均弯曲成两段

笔杆斜靠食指根部

食指、拇指轻微分开不相碰

勿靠虎口底部

笔头靠中指第一关节中点处

小指末端，手腕根部紧贴纸面

掌心空、手指不可贴掌

握笔要领

笔杆应放在拇指、食指和中指的三个指梢之间，食指在前，拇指在左后，中指在右下。

食指应较拇指低些，并且两者不相碰，手指尖距笔尖约3厘米，笔杆斜靠在食指根部关节处。

执笔要做到"指实掌虚"，就是手指握笔要实，掌心要空。

制作单位:安徽医科大学公共卫生学院"儿童近视精准防控技术与示范应用研究"课题组

图 11　正确的读写姿势

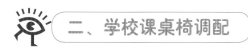

二、学校课桌椅调配

　　课桌椅是学校教育的基本设备，是中小学生不可或缺的重要物品，更是学校的基础学习设备。儿童正处于生长发育的关键时期，课桌椅是不仅是培养学生良好姿势习惯的外界条件，也关系到学生视力健康和国家教育发展。

　　课桌椅高度与近视的进展显著相关，课桌椅高度过低或过高都容易引起学生视力下降。学校定期按学生身高调整课桌椅高度对学生近视的预防也具有一定意义。课桌椅的高度与学生读写姿势有关，若课桌椅高度与学生身高不符，学生就很难保持正确的读写姿势，进一步发展可导致近视等。使用与人体工程学不符的课桌椅不仅会导致学生学习注意力下降，还会对学生的脊柱、视力发育产生不良影响，其可能原因是课桌椅过高会导致学生在读书写字时与书本的距离缩短，导致眼睫状肌的持续紧张，增加学生患上近视的风险。

　　合适的课桌椅高度有助于提升学习效率，有助于儿童身体和视力发育。由于儿童青少年生长发育变化迅速，因此，根据生长发育状况定期调整课桌椅高度是防控近视发生发展的有效举措。2014年国家质量监督检验检疫总局颁布了《学校课桌椅功能尺寸及技术要求》（GB/T 3976—2014）新标准，推荐了中小学校课桌椅尺寸，学校应根据标准及时调整课桌椅高度。

三、自己动手调整家庭书桌椅

　　儿童青少年需要及时调整家庭的书桌椅高度，防止对视力健康造成危害。自行检查家中书桌椅是否合适，应该做到以下几点：首先，座椅高度应以人坐在上面时大腿与小腿垂直、脚能平放在地面为宜；书桌高度应以端坐时背部挺直、上臂下垂、前臂水平、桌面位于肘上3～4厘米为宜。

　　当采取以上方法检测出书桌椅不合适时，儿童青少年应手动调整家庭书桌椅高度。当家庭使用的是可调节式书桌椅时，儿童青少年可在家长的帮助下，依据《学校课桌椅功能尺寸及技术要求》并结合自己现有身高将家中的书桌椅调整至合适的高度。

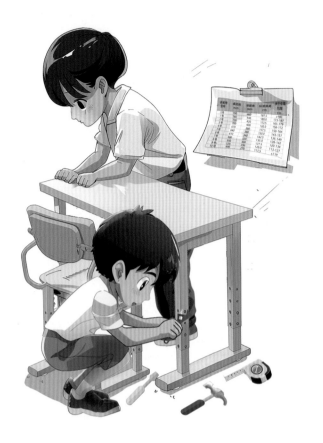

如果家庭使用的是不可调节式书桌椅，可以按照儿童青少年坐于椅子上时大腿应与小腿垂直、背挺直时上臂下垂其肘部应低于桌面3～4厘米的原则调整课桌椅高度。当书桌过高时，儿童青少年可以尽可能使用高一点的椅子，并在脚下垫一脚垫，使脚能平放在脚垫上，大腿与小腿垂直，并处于水平位。

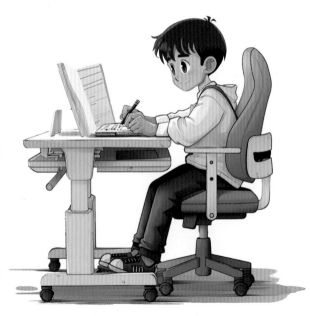

定期调整家庭书桌椅，可以帮助儿童青少年保持端正的坐姿，这不仅提高了自身的学习效率，还对预防近视具有十分重要的意义，对保持骨骼的正常发育和预防脊柱弯曲异常也具有促进作用。

————知识拓展————

中小学课桌椅尺寸（GB/T 3976—2014）

课桌椅型号	课桌桌面高 /cm	课椅座面高 /cm	标准身高 /cm	身高范围 /cm
0 号	79	46	187.5	≥ 180
1 号	76	44	180.0	173 ~ 187
2 号	73	42	172.5	165 ~ 179
3 号	70	40	165.0	158 ~ 172
4 号	67	38	157.5	150 ~ 164
5 号	64	36	150.0	143 ~ 157
6 号	61	34	142.5	135 ~ 149
7 号	58	32	135.0	128 ~ 142
8 号	55	30	127.5	120 ~ 134
9 号	52	29	120.0	113 ~ 127
10 号	49	27	112.5	≤ 119

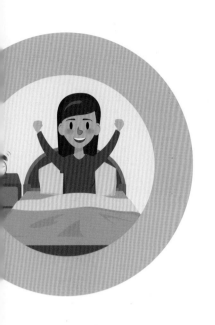

第七章

早睡早起，减少夜间人工照明

睡眠是机体复原整合和巩固记忆的重要环节，对促进中小学生大脑发育、骨骼生长、视力发育、身心健康和提高学习能力与效率至关重要。随着环境因素和生活方式的改变，儿童青少年睡眠不足、夜晚人工照明时间增加等问题越来越严重，这些因素影响了视力健康发育。因此，培养规律睡眠作息与建设良好光照环境对儿童青少年屈光发育至关重要。

一、睡眠与近视

健康睡眠是维持人体健康的重要行为之一。《2022 中国国民健康睡眠白皮书》显示，中小学生睡眠时长整体仍不足，高中生平均睡眠仅 6.5 小时，初中生的睡眠时间平均为 7.48 小时，小学生为 7.65 小时。2021 年 3 月，教育部印发《关于进一步加强中小学生睡眠管理工作的通知》，同年 7 月出台"双减"政策后，六成中小学生睡眠时长有不同程度的增加，9.41% 的中小学生睡眠时间增加 2 小时以上；21.66% 的中小学生增加 1 ~ 2 小时；28.88% 的中小学生增加 1 小时以内。调查指出，儿童青少年睡眠时长不足的主要原因是，学习压力减少后，不少学生将睡眠时间分配给了电子产品和娱乐，娱乐代替学习压力，这也成为青少年晚睡的首要原因，超六成被调查青少年利用睡眠时间来玩手机、打游戏和看电视剧。

睡眠不足、睡眠不规律和夜光暴露等可能会导致儿童青少年出现一系列问题。每天睡眠时长超过 8 小时的儿童近视患病率较低，且睡眠持续时间与等效球镜度及眼轴长度呈负相关。而晚睡和起床时间晚引起的睡眠时长增加可能会增加学龄儿童近视风险。在睡眠模式方面，无论是工作日，还是周末，非近视儿童表现出来的昼夜节律都维持得较为稳定，睡眠时长一致性更高。而对于近视的儿童，冬季和夏季其学习日的睡眠时长比周末及节假日明显更短。学习日的昼夜节律维持得很好，但在周末及节假日期间，近视的儿童昼夜节律就表现得紊乱。

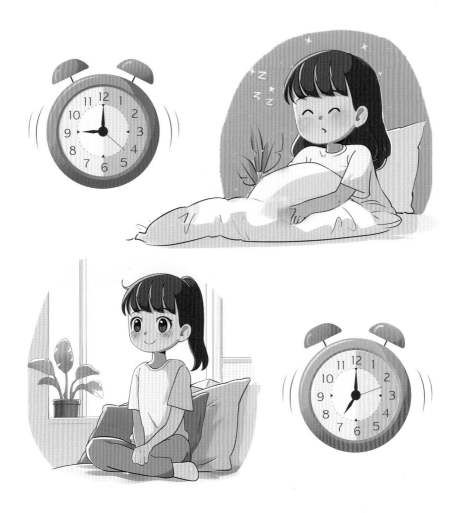

二、人工照明与近视

　　人类在漫长的发展、演变过程中，先后经历了自然光照明、人工燃烧取火照明、电气照明这三个重大时代。19世纪末，随着电力技术的发展，电气照明逐渐取代了传统的油脂和气体照明。托马斯·爱迪生发明了白炽灯，这成为电气照明时代的重要标志。此后，各种类型的电灯相继出现，如荧光灯、LED灯等，人们的夜间活动不再受限于自然光和传统的照明方式。

　　人工照明与自然光存在较大的区别。在光照强度上，自然光的照度可以达到数十万勒克斯，在阴天或多云的情况下可以达到1万勒克斯，而室内人工照明照度仅几百勒克斯。而光照强度越高，对近视的保护作用越强。研究表明，将教室夜间照度水平由100勒克斯提升至500勒克斯，1年后学生视力下降速度更为缓慢。在光谱成分上，人工照明会发出更多光谱范围在430纳米和500纳米之间的蓝光。415～455纳米光谱波段被认为对视网膜有害。夜间暴露于蓝光下，可能会促使眼轴伸长，对屈光发育产生不利影响。蓝光也会影响视网膜褪黑素的分泌，视网膜神经节细胞只对蓝光表现出敏感性。夜间手机、电脑等电子产品等人工光照产生的蓝光，可能会导致昼夜节律紊乱。总之，夜间接触过多的人工照明会破坏人体本身的昼夜节律，从而增加近视发生的风险。

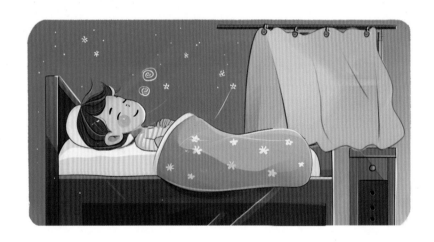

三、养成早睡早起习惯

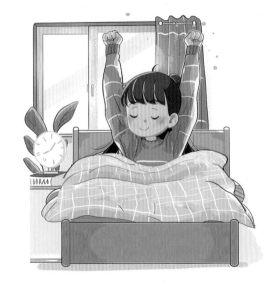

2021年教育部印发的《关于进一步加强中小学生睡眠管理工作的通知》，明确了学生睡眠时间要求。根据不同年龄段学生身心发展特点，小学生每天睡眠时间应达到10小时，初中生应达到9小时，高中生应达到8小时；中小学校要指导家长和学生，制定学生作息时间表，合理确定学生晚上就寝时间，促进学生自主管理、规律作息、按时就寝。小学生就寝时间一般不晚于21：20；初中生一般不晚于22：00；高中生一般不晚于23：00。同时，上学日和周末作息制度应基本保持一致。为了督促学生形成良好的睡眠习惯，应做到学校与家庭联动，多部门协同配合，确保儿童青少年每日睡眠时间达到标准水平，营造符合要求的用眼环境，改善日间夜间光照条件，共同遏制儿童青少年近视的流行，促进儿童青少年身心健康。

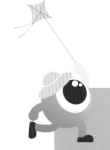

------知识拓展------

夜间光照—睡眠节律延迟—近视

光照可能对昼夜节律和睡眠—觉醒周期起调节作用。内在光敏性视网膜神经节细胞（ipRGC）作为一种对光敏感的细胞，与新陈代谢、情绪和睡眠等生理过程相关。光信号通过 ipRGC 传递到视交叉上核（昼夜节律调节系统的中枢结构），在此通过多路径控制各种神经递质和激素的释放，比如松果腺素（褪黑素）。夜间人工照明会破坏人体的昼夜节律，抑制褪黑素分泌，导致睡眠时相延迟，睡眠质量变差，从而导致近视的发生与发展（见图 12）。

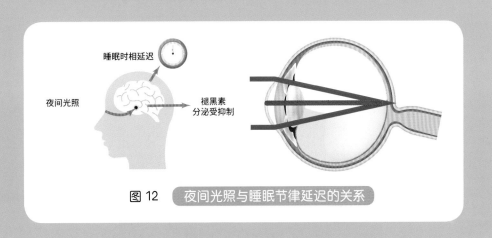

图 12 夜间光照与睡眠节律延迟的关系

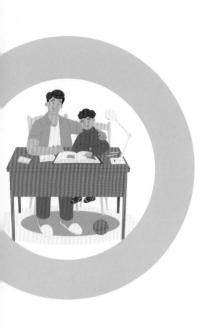

第八章

生活规律，减少"社会时差"

生活规律对于维持儿童青少年身心健康至关重要。规律的作息时间是保证良好状态的开始，保持相对固定的入睡和起床时间也是建立个体相对稳定生物钟的基础。通过建立良好的饮食习惯、足够的运动、充足的睡眠，可以享受更加健康、充实的生活，这对维护儿童青少年视力健康具有积极意义。

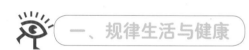

一、规律生活与健康

规律的生活包括规律作息、规律饮食、规律运动等。良好的生活习惯为儿童青少年学

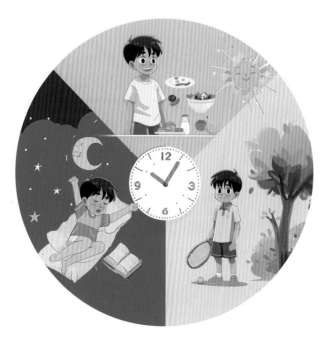

习和生活提供了保障，帮助他们形成积极生活的良性循环状态，而不规律的生活会增加儿童青少年患上疾病的风险。

（一）规律运动与健康

规律运动是指有计划、有规律、重复进行的以发展身体、增进健康、增强体能为目的的身体活动，是促进健康的主要手段之一。儿童青少年应建立规律运动的习惯，并将其融入到日常生活中，每天至少进行 70 分钟有氧运动为基础的中高强度体力活动，每周至少进行 3 次抗阻运动。就近视防控要求而言，每天户外活动时间应达到 2 小时，且可将户外体育运动时间纳入。运动锻炼可以提高人体的肌肉力量，增强肌体的柔韧性、增强心肺功能、预防超重肥胖和慢性非传染性疾病，促进心理健康，有助于形成良好的意志品质，调节和形成和谐的人际关系。

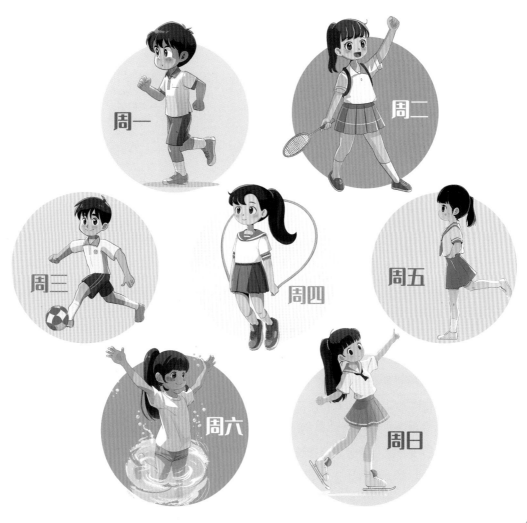

（二）规律饮食与健康

儿童青少年处于生长发育的关键阶段，需要充足的营养来支持身体发育和增长。饮食不规律可能会导致营养摄入不足，无法满足身体的需求，从而影响儿童的生长发育。此外，饮食不规律还可能影响儿童的心理健康，导致儿童出现焦虑、沮丧等情绪问题。不规律的饮食习惯可能导致儿童养成挑食、偏食等不良习惯，增加家庭教育难度。此外，饮食不规律还可能影响儿童的睡眠质量和时长，进一步影响他们的身体发育和心理健康。

儿童青少年应做到一日三餐、定时定量、规律饮食，养成健康饮食习惯；均衡饮食，不挑食偏食、不暴饮暴食，避免长时间不进食；做到饮食多样化，每餐食物应该合理搭配，包含适量的糖类、蛋白质、脂肪、维生素和矿物质等营养物质，多吃蔬菜、水果、鱼类、豆制品、奶类、鸡蛋等，以保证身体获得充足的营养；天天喝奶、足量饮水，少喝含糖饮料，禁止饮酒。应该根据儿童青少年的年龄、性别、体重、身高、活动水平等因素来制定合理的饮食计划，通过合理的饮食安排，可以保证身体获得充足的营养，同时避免出现营养过剩或营养不良等问题。

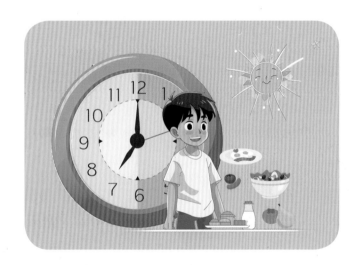

（三）规律作息与健康

规律的作息时间是保证良好状态的开始，保持相对固定的入睡和起床时间也是建立个体相对稳定的生物钟基础。青少年主要表现为昼夜周期中睡眠时间的后移，即入睡晚起床晚。睡眠不足和昼夜节律紊乱使个体容易出现代谢健康状况不佳并使其体重增加。既往研究显示，睡眠时长较短、晚睡、睡眠不规律等可能会导致儿童青少年超重肥胖、近视、血压和血糖升高等风险增加。青少年正处于身心发育关键期、心理及情绪行为问题高发期，昼夜节律失调与青少年的心理健康发展密切相关。规律且充足的睡眠对于维持青少年的情绪健康具有重要作用，青少年"社会时差"大是导致出现多种心理健康问题的重要影响因素。

因此，在考虑年龄、发展阶段和特殊需求的基础上，应了解儿童青少年日常活动以及学校的时间表，制定符合实际情况的作息时间；应设定相对固定的起床和睡觉时间、用餐时间、学习时间、休闲活动和家庭作业的时间，让儿童青少年逐渐适应并养成习惯，即使在假期或周末，也尽量保持作息时间的一致性。建立睡前例行习惯，在睡觉前1小时左右，减少活动，禁止在睡前使用电子产品，创造适合休息的环境，建立并维持一个健康的作息时间表，从而促进他们的健康幸福成长。

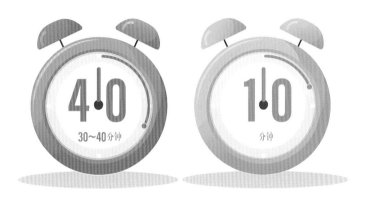

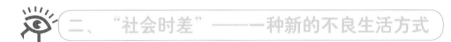

二、"社会时差"——一种新的不良生活方式

儿童青少年学习日和周末晚上睡眠时间的差异可能会模拟时差的影响，这是一种"社会时差"。多种环境和社会心理因素可能导致学生群体出现学习日与周末睡眠差异（例如，学习日睡眠时间缩短、周末睡眠过度以及学习日和周末睡眠时间错位），包括提前上学、家庭作业负担沉重以及课外和社交活动增加。此外，儿童青

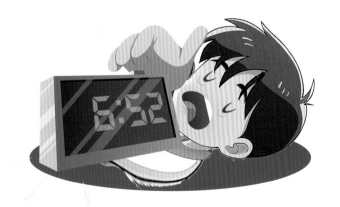

少年学习日和周末睡眠—觉醒模式的差异，可能与睡眠和昼夜节律的发育变化以及社会心理因素有关。由于青春期发育相关的内在昼夜节律延迟，夜间睡眠减少在儿童青少年中很常见。

这种"夜晚偏好"还可能导致儿童青少年学习日与周末的睡眠差异更大，这是由于内源性昼夜节律时间与环境需求（如上学时间早）之间的不匹配导致的。自发就寝时间迟和觉醒时间需求早、夜间人工照明以及电子产品的普及均会影响睡眠节律。学习日睡眠较短，周末睡眠较长，睡眠—觉醒时间不规律，主观睡眠不佳等，进一步导致儿童青少年上学期间白天频繁瞌睡，注意力不集中，学习成绩差，更容易情绪沮丧。此外，"社会时差"还与不健康的生活方式存在关联，包括体力活动缺乏、不良饮食习惯和电子产品过度使用等。"社交时差"较大的儿童青少年更倾向于不吃早餐及水果和蔬菜摄入量较少。因此，建立规律睡眠、减少"社会时差"是生活规律的基础。

 ## 三、规律生活减少近视发生

规律生活可降低儿童青少年近视的发生风险。每天 2 小时户外活动可以降低近视的发生风险。鼓励儿童青少年积极参与规律户外运动，减少近距离用眼时间，从而降低近视风险。正常的昼夜节律下，眼轴白天最长，晚上最短；而脉络膜在夜间最厚，白天最薄。当睡眠剥夺导致儿童青少年昼夜节律紊乱时，眼轴和脉络膜日节律发生偏移，导致近视。非近视儿童青少年学习日和周末的睡眠状况一致性更高，昼夜作息更加规律，而近视儿童青少年则表现出更大的变异性。

健康的睡眠计划需要满足以下条件：足够的睡眠时长，适当的、有规律的作息时间，睡眠质量良好，且无睡眠障碍或其他构成睡眠障碍的因素。美国睡眠医学学会建议：6 ~ 12 岁的儿童青少年应每天睡眠 9 ~ 12 小时，13 ~ 18 岁的青少年应每天睡眠 8 ~ 10 小时，以保持最佳的健康状态。2021 年教育部明确要求小学生每天睡眠时间应达到 10 小时，初中生应达到 9 小时，高中生应达到 8 小时。因此，应加强学校和家庭联动，共同促进儿童青少年规律作息，减少"社会时差"，从而降低近视的发生，促进儿童青少年身心健康。

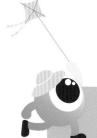

-----知识拓展-----

"社会时差"及计算方法

在人类进入工业社会之前，人类遵循"日出而作，日落而息"的生活方式。现代社会中工作日和休息日的出现，显著改变了起床时间及其规律。大多数儿童青少年在黎明后醒来，使用闹钟来确保准时上学。此外，人工照明的出现替代了白天的自然光。根据日常学习和生活需要，生活作息可能与昼夜节律时钟确定的内部昼夜节律时间相同或不相同。个体生物钟与其生活作息之间不同步的现象被称为"社会时差"。

如图所示，绿色区域代表昼夜节律睡眠窗口和睡眠时间。绿色条形表示周末的睡眠时间，红色条代表学习日的睡眠时间。黑色垂直线表示学习日和周末的睡眠中点，两者之间的差异为"社会时差"（见图13）。

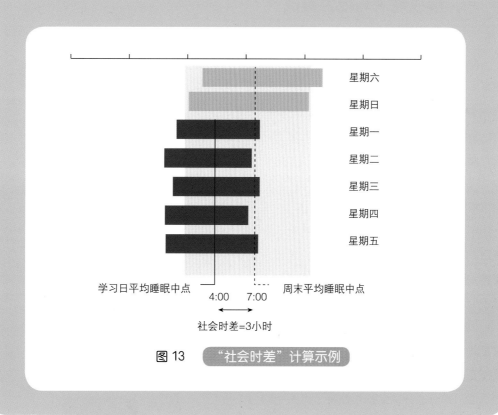

图13　"社会时差"计算示例

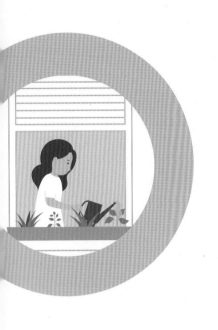

第九章
明亮环境，建立良好视觉环境

　　明亮的环境对于建立良好的视觉环境至关重要。明亮、舒适的视觉环境不仅有助于保护眼睛健康，还能提高学习效率和生活质量。不恰当的照明条件会影响视觉功能和视觉舒适度，导致视觉疲劳，进而影响视力健康。

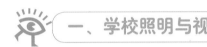

一、学校照明与视力健康

　　我国现行的国家标准《中小学校教室采光和照明卫生标准》（GB 7793—2010）（以下简称《标准》）主要对教室照明中照度均匀度、显色指数、色温、眩光、频闪、蓝光危害这六大方面做出要求（见图14）。

　　《标准》规定，凡教室均应装设人工照明。为了保证学生们能够清晰地阅读和书写，课桌上的平均光照强度不应低于300勒克斯，而且光照均匀度不低于0.7。另外，黑板区域也需要特别关注，局部照明灯的平均光照强度不应低于500勒克斯，同时也要保持均匀度不低于0.8。学生视力不良与教室采光照明、课桌面照度均匀度相关，自然明亮的教室光照条件不仅能更好地保护学生的视力，还能提升学习的舒适度，进而提升课堂教学效果（见图15）。

ICS 13.100
C 58

GB

中华人民共和国国家标准

GB 7793—2010
代替 GB 7793—1987

___

中小学校教室采光和照明卫生标准

Hygienic standard for day lighting and
artificial lighting for middle and elementary school

2011-01-14 发布　　　　　　　　　　　2011-05-01 实施

中华人民共和国卫生部
中国国家标准化管理委员会　发布

图14　 相关标准

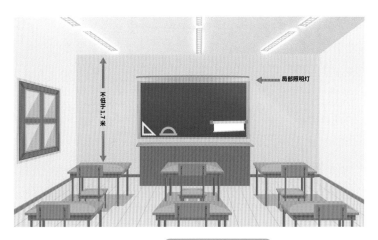

图 15　教室照明与健康

　　显色指数是表示光源显色性高低的数值，为光源下物体颜色与参照光源下物体颜色相符程度的度量。显色指数较高的光源能够真实地呈现物体的颜色。相反，显色指数过低会降低人们对颜色的辨别能力，久而久之会造成色盲色弱等的视力问题，影响学生视力正常发育。因此，《标准》明确规定，教室照明光源的显色指数不应低于 80，以确保学生能够准确地辨识各种颜色，保护他们的视力健康。

　　色温用来表示灯具发出光线的表观颜色，它不仅决定了光的视觉效果，还影响人的心理和生理状况。教室里灯具发出的光线色温高低会直接影响学生的学习体验。当色温过低，光线泛黄，会使人感到困倦，从而难以集中注意力；相反，色温过高，则光线过白，容易刺激眼球，且存在更大的蓝光危害，造成眼睛损伤（见图 16）。《标准》中指出教室宜采用

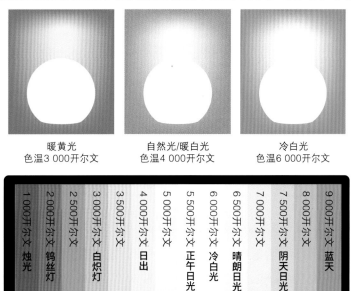

暖黄光　　　　　自然光/暖白光　　　　冷白光
色温3 000开尔文　色温4 000开尔文　色温6 000开尔文

| 1 000开尔文 烛光 | 2 000开尔文 钨丝灯 | 2 500开尔文 | 3 000开尔文 白炽灯 | 3 500开尔文 | 4 000开尔文 日出 | 5 000开尔文 | 5 500开尔文 正午日光 | 6 000开尔文 冷白光 | 6 500开尔文 晴朗日光 | 7 000开尔文 | 7 500开尔文 阴天日光 | 8 000开尔文 | 9 000开尔文 蓝天 |

图 16　色温对照

3 300 ～ 5 500 开尔文色温的光源。现在许多学校都选择 5 000 开尔文的色温，这种色温接近自然日光，有助于稳定学生情绪和集中其注意力，从而真正提升学生的学习效率。

眩光是指光线直接射入眼睛，导致眼睛感到不适的现象。过度的眩光容易引发视觉疲劳，甚至诱发近视。这种眩光不仅会分散学生的注意力，还会降低他们的学习效率。因此，《标准》规定教室的统一眩光值不应小于19，以减少眩光对学生的影响。为了减少照明光源引起的直接眩光，教室不宜采用裸灯照明，灯具距课桌面的最低悬挂高度不宜低于1.7米（图17）。

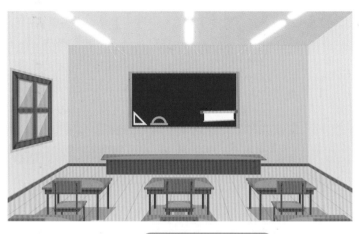

图 17　教室的合理眩光值

灯光的频闪效应也值得关注。多数照明设备使用交流电，电流在换向时会发生短暂的不易被察觉的闪烁。长时间处于这种环境下，睫状肌会不断收缩和放松以适应环境，导致睫状肌疲劳，出现眼睛酸涩、疼痛等症状。传统的 T8 荧光灯频闪问题尤为严重，其频闪数值超过 35%，长时间在这样的环境中学习容易引起眼睛疲劳。为了保护学生的视力健康，学校应选择符合《标准》中规定的照明设备，并避免使用频闪严重和眩光问题突出的传统 T8 荧光灯管。

在可见光谱中，蓝色光的波长范围大约为 400 ～ 500 纳米。研究发现，高能量的蓝光能够穿透眼球的角膜和晶状体，直接照射到视网膜上，可能对视网膜造成损伤。如果学生长时间暴露在高蓝光的照明环境中，不仅会导致学生近视，而且易出现复视、阅读串行、注意力无法集中等情况，严重影响其学习效率。为了保护学生的视力健康和提高学习效果，教室照明应尽可能减少蓝光危害。

二、家庭学习视觉环境达标

家庭是孩子生活和学习的重要场所，与学校一样，家庭在预防和控制学生近视方面也扮演着重要角色。研究已经证实，家庭照明环境可能对儿童的视力健康产生显著影响，照明质量的好坏直接关系到孩子的视力是否健康。

（一）营造良好的照明条件

采光照明对视力健康具有重要作用。光线不足，会引起瞳孔扩张，导致景深变小，即眼睛能聚焦的最近和最远的物体之间的距离变小，从而导致近视。增强视觉舒适度不仅有助于提高学习和阅读效率，还能提升居住者的舒适感。一般建议将书桌摆放在窗户旁，使书桌长轴与窗户垂直，白天看书写字时自然光线从写字手的对侧射入。若白天看书写字时光线不足，可在书桌上摆放台灯辅助照明，放置位置为写字手的对侧前方。晚上学习时，应同时使用书桌台灯和房间顶灯，确保充足的光线。家庭照明光源应采用三基色光源照明设备，台灯色温不宜超过 4 000 开尔文。家庭照明不宜使用裸灯，即不能直接使用灯管或灯泡，而应使用有灯罩保护的灯管或灯泡，保护眼睛不受眩光影响。此外，书桌上不应放置容易产生眩光的物品，如玻璃板等（见图 18）。

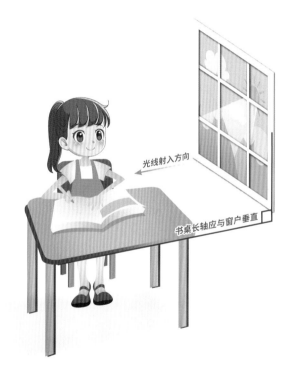

光线射入方向

书桌长轴应与窗户垂直

图 18 　家庭采光环境布置

（二）不同房间照明指导

1. 卧室

卧室，作为日常生活中的私密空间，承载着休息和放松的重要功能。在设计灯光时需考虑灯光的健康性、舒适性及私密性，同时让灯光更符合人体生理节律需求。夜间光照，即使是低强度的照射，也可能抑制褪黑激素的分泌，影响人体昼夜节律，从而影响近视的发生率。一般建议卧室光线以暖光为主，这种光线更容易使人进入睡眠前的准备状态，避免过度兴奋。

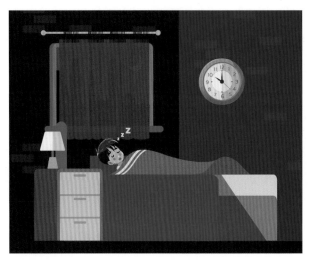

2. 客厅

夜晚在客厅看电视时，建议打开房间的顶灯（见图 19）。顶灯的亮度最好是可以调节的，当看电视时，可以适当调暗；而阅读时，则应调亮。顶灯高度不宜太低，以免电视屏幕反射灯光，刺激眼睛。如果需要在夜晚阅读，除了打开顶灯外，还应配合使用局部照明设备，如台灯或立灯。这些局部照明设备的位置应便于阅读时使用。

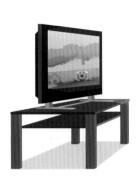

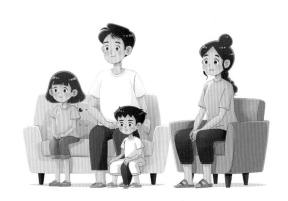

图 19　客厅照明

3. 书房

书房是家庭学习及居家办公的主要地方，其照明环境的科学设计显得尤为重要，这不仅关乎学习效率，更直接影响到视力健康。书房的照明应以明亮、舒适且无眩光为主，同时要符合人体工程学。在书桌面照明灯具和吊灯设计方面，需注意避免屏幕上有明显的亮度对比与反射。同时，除了学习区域需要充足的照明外，周围空间也应有一定的背景氛围光，从而防止眼睛因持续适应亮度的显著差异而引起视觉疲劳（见图20）。

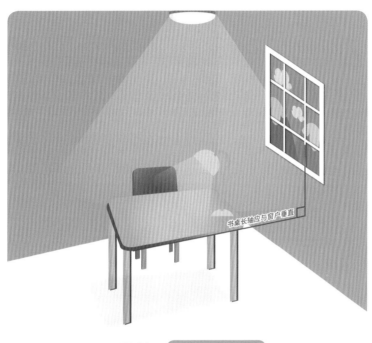

书桌长轴应与窗户垂直

图 20　书房照明布置

三、电视摆放要求

电视、电脑和手机已成为日常生活中经常使用的电子产品，但长时间使用电子产品可能导致眼干、眼疲劳、视力模糊甚至头晕等症状。长时间紧盯着屏幕或近距离观看电视都可能增加近视的风险。

电视在正常工作时会发出微量的X射线。长时间连续看电视或在光线较暗的环境下看电视，会导致视网膜中的视紫质被大量消耗，从而导致视力降低。建议将电视放到光线比较柔和的地方，确保眼睛与电视屏幕的距离为电视对角线的 4 ~ 6 倍（见图21）。此外，不要将电视放在卧室里，以避免其对睡眠节律产生不良影响。看电视或其他电子产品30 ~ 40

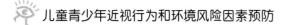
分钟后，应休息放松 10 分钟，非学习目的使用电子产品每次不超过 15 分钟，每天不宜超过 1 小时。需要科学地使用电视、电脑和手机等设备，降低长时间使用这些设备带来的近视潜在风险。

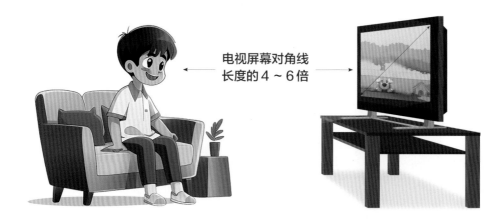

电视屏幕对角线
长度的 4～6 倍

图 21 电视屏幕与眼睛的最佳距离

参考文献

国家疾病预防控制局，2023. 国家疾控局综合司关于印发《儿童青少年近视防控公共卫生综合干预技术指南》的通知 [EB/OL]. (08–30) [2023–12–21]. https://www.ndcpa.gov.cn/jbkzzx/c100014/common/content/content_1698993133712699392.html

国家卫生健康委办公厅，2023. 国家卫生健康委办公厅关于印发防控儿童青少年近视核心知识十条的通知 [EB/OL]. (07–21) [2023–12–21]. https://www.gov.cn/zhengce/zhengceku/202307/content_6894284.htm

国家卫生健康委员会，2020. 儿童青少年新冠肺炎疫情期间近视预防指引 [EB/OL]. (04–01) [2023–12–21]. http://www.nhc.gov.cn/xcs/yqfkdt/202004/ff168e31a90441bd8f2e4867ecf273d3.shtml

国家卫生健康委员会，2021.《儿童青少年近视防控适宜技术指南 (更新版)》及其解读 [EB/OL]. (10–13) [2023–12–21]. http://www.nhc.gov.cn/jkj/s5899tg/202110/65a3a99c42a84e3f8a11f392d9fea91e.shtml

国家质量监督检验检疫总局，2014. 学校课桌椅功能尺寸及技术要求 : GB/T 3976–2014 [S]. (12–05) [2023–12–21]. 北京：中国标准出版社 .

教育部，2021，国家卫生健康委员会，国家体育总局，等，2018. 教育部等八部门关于印发《综合防控儿童青少年近视实施方案》的通知 [EB/OL]. (08–30) [2023–12–21]. http://www.moe.gov.cn/srcsite/A17/moe_943/s3285/201808/t20180830_346672.html

教育部 . 教育部办公厅关于进一步加强中小学生睡眠管理工作的通知 [EB/OL]. (03–30) [2023–12–31]. http://www.moe.gov.cn/srcsite/A06/s3321/202104/t20210401_523901.html

陶芳标，潘臣炜，伍晓艳，等，2019. 户外活动防控儿童青少年近视专家推荐 [J]. 中国学校卫生，40(5): 641–643.

陶芳标，2023.《儿童青少年近视防控公共卫生综合干预技术指南》专题解读 [J]. 中国学校卫生，44(10)：1446–1450.

中国学生营养与健康促进会视力健康分会，中华预防医学会公共卫生眼科分会，2023. 中国儿童青少年近视防控公共卫生综合干预行动专家共识 [J]. 中华医学杂志，103(38): 3002–3009.

中华人民共和国卫生部，中国国家标准化管理委员会，2011. 中小学校教室采光和照明卫生标准 GB7793–2010 [S]. (05–01) [2023–12–21]. 北京：中国标准出版社 .

Bull F C, Al-Ansari S S, Biddle S, et al., 2020. World Health Organization 2020 guidelines on physical activity and sedentary behaviour[J]. Br J Sports Med, 54(24): 1451–1462.

Chakraborty R, Ostrin L A, Nickla D L, et al., 2018. Circadian rhythms, refractive development, and myopia[J]. Ophthalmic Physiol Opt, 38(3):217–245.

Chen P, Wang D, Shen H, et al., 2020. Physical activity and health in Chinese children and adolescents: Expert consensus statement (2020) [J]. Br J Sports Med, 54(22):1321–1331.

He M, Xiang F, Zeng Y, et al., 2015. Effect of time spent outdoors at school on the development of myopia among children in China: A randomized clinical trial[J]. JAMA, 314(11): 1142–1148.

He X, Sankaridurg P, Wang J, et al., 2022. Time outdoors in reducing myopia: A school-based cluster randomized trial with objective monitoring of outdoor time and light intensity[J]. Ophthalmology, 129(11): 1245-1254.

Hysi P G, Choquet H, Khawaja A P, et al., 2020. Meta-analysis of 542,934 subjects of European ancestry identifies new genes and mechanisms predisposing to refractive error and myopia[J]. Nat Genet, 52(4):401-407.

Jin J X, Hua W J, Jiang X, et al., 2015. Effect of outdoor activity on myopia onset and progression in school-aged children in northeast China: The Sujiatun Eye Care Study[J]. BMC Ophthalmol, 15: 73.

Jonas J B, Ang M, Cho P, et al., 2021. IMI prevention of myopia and its progression[J]. Invest Ophthalmol Vis Sci, 62(5):6.

Gluckman P D, Hanson M A, Low F M, 2019. Evolutionary and developmental mismatches are consequences of adaptive developmental plasticity in humans and have implications for later disease risk[J]. Philos Trans R Soc Lond B Biol Sci, 374(1770):20180109.

Morgan I G, Wu P C, Ostrin L A, et al., 2021. IMI risk factors for myopia[J]. Invest Ophthalmol Vis Sci, 62(5):3.

Shi H, Fu J, Liu X, et al., 2021. Influence of the interaction between parental myopia and poor eye habits when reading and writing and poor reading posture on prevalence of myopia in school students in Urumqi, China[J]. BMC Ophthalmol, 21: 299.

Tang S M, Lau T, Rong S S, et al., 2019. Vitamin D and its pathway genes in myopia: Systematic review and meta-analysis[J]. Br J Ophthalmol, 103(1):8-17.

Wu P C, Chen C T, Chang L C, et al., 2020. Increased time outdoors is followed by reversal of the long term trend to reduced visual acuity in Taiwan primary school students[J]. Ophthalmology, 127(11):1462 1469.

Wu P C, Chen C T, Lin K K, et al., 2018. Myopia prevention and outdoor light intensity in a school-based cluster randomized trial[J]. Ophthalmology, 125(8): 1239-1250.

Wu P C, Tsai C L, Wu H L, et al., 2013 Outdoor activity during class recess reduces myopia onset and progression in school children[J]. Ophthalmology, 120(5): 1080-1085.

Yam J C, Zhang X J, Zhang Y, et al., 2023. Effect of low-concentration atropine eyedrops vs placebo on myopia incidence in children: The LAMP2 randomized clinical trial[J]. JAMA, 329(6):472-481.

Zhang C, Li L, Jan C, et al., 2022. Association of school education with eyesight among children and adolescents[J]. JAMA Netw Open, 5(4): e229545.

图书在版编目（CIP）数据

儿童青少年近视行为和环境风险因素预防 / 中国学生营养与健康促进会编著.—北京：中国农业出版社，2024.5

ISBN 978-7-109-31950-9

Ⅰ.①儿…　Ⅱ.①中…　Ⅲ.①儿童-近视-防治-发展-研究-中国②青少年-近视-防治-发展-研究-中国　Ⅳ.①R778.1

中国国家版本馆CIP数据核字（2024）第091716号

儿童青少年近视行为和环境风险因素预防

ERTONG QINGSHAONIAN JINSHI XINGWEI HE HUANJING FENGXIAN YINSU YUFANG

中国农业出版社出版

地址：北京市朝阳区麦子店街18号楼
邮编：100125
责任编辑：黄　曦
版式设计：书雅文化　　责任校对：吴丽婷
印刷：北京通州皇家印刷厂
版次：2024年5月第1版
印次：2024年5月北京第1次印刷
发行：新华书店北京发行所
开本：787mm×1092mm　1/16
印张：4.25
字数：87千字
定价：38.00元